消毒供应中心
管理与技术指南（2024年版）

中华护理学会消毒供应中心专业委员会　编制

主　审　任伍爱　冯秀兰　张流波　李六亿　王　漪
主　编　张　青　钱黎明　李保华

U0391426

人民卫生出版社
·北京·

图书在版编目（CIP）数据

消毒供应中心管理与技术指南 ：2024 年版 / 张青，钱黎明，李保华主编. —— 北京 ：人民卫生出版社，2024. 10. —— ISBN 978-7-117-37073-8

Ⅰ. R197. 323-62 ；R187-62

中国国家版本馆 CIP 数据核字第 20245HN808 号

| 人卫智网 | www.ipmph.com | 医学教育、学术、考试、健康，购书智慧智能综合服务平台 |
| 人卫官网 | www.pmph.com | 人卫官方资讯发布平台 |

消毒供应中心管理与技术指南（2024年版）

Xiaodu Gongying Zhongxin Guanli yu Jishu Zhinan
（2024 Nian Ban ）

主　　编：张　青　钱黎明　李保华
出版发行：人民卫生出版社（中继线 010-59780011）
地　　址：北京市朝阳区潘家园南里 19 号
邮　　编：100021
E - mail：pmph @ pmph.com
购书热线：010-59787592　010-59787584　010-65264830
印　　刷：天津市光明印务有限公司
经　　销：新华书店
开　　本：889×1194　1/32　印张：10.5
字　　数：218 千字
版　　次：2024 年 10 月第 1 版
印　　次：2024 年 11 月第 1 次印刷
标准书号：ISBN 978-7-117-37073-8
定　　价：72.00 元

打击盗版举报电话：010-59787491　E-mail：WQ @ pmph.com
质量问题联系电话：010-59787234　E-mail：zhiliang @ pmph.com
数字融合服务电话：4001118166　E-mail：zengzhi @ pmph.com

编写委员会

序

高质量发展是全面建设社会主义现代化国家的首要任务。"十四五"规划提出了改革疾病预防控制体系、建立稳定的公共卫生事业投入机制、落实医疗机构公共卫生责任等重要发展方向；2023年，国务院办公厅印发《关于推动疾病预防控制事业高质量发展的指导意见》。与之相关的职能和业务部门被赋予了更大的责任，同时也面临着更大的挑战。

消毒供应中心承担了医疗机构复用器械再处理及无菌物品发放的重要工作，在医院感染防控、物资保障、提升医疗机构应对突发公共卫生事件能力等方面有着不可或缺的作用。在以往的突发公共卫生事件发生时，全国消毒供应领域的同仁们始终紧守器械再处理的质量关，以最大的努力切断器械相关感染的传播途径。未来消毒供应中心在应对突发公共事件能力上，如何实现准确的自我定位，如何持续提升业务能力，如何适应行业发展所带来的变化，是需要全体消毒供应领域同仁共同思考的课题。

目前正值我国消毒供应专业建设与发展的关键阶段，在国家医院消毒供应中心三项强制性行业标准的引领下，全国医院消毒供应中心积极推进消毒供应中心集中管理的落地，完善制度，提高技能，精益流程，强专业，保质量。

序

为进一步深化消毒供应中心标准化、规范化、科学化建设，夯实基础，加强环节管理与过程控制，促进消毒供应专业健康持续发展，中华护理学会消毒供应中心专业委员会组织本专业和相关领域专家共同编写了《消毒供应中心管理与技术指南（2024 年版）》。该指南依据行业标准，立足于临床工作实践，结合先进理念及专业最新发展动向，从消毒供应中心的功能定位、感染预防控制、质量管理、人员培训、建筑要求以及专业操作技术等多个方面进行系统阐述，具有较强的实用性和指导意义。本书适合医疗机构消毒供应中心工作人员和相关管理者学习和借鉴。

春华秋实，不负耕耘。希望消毒供应中心同仁们继续秉持专业，持续探索，精进不休，臻于至善，用行动践行使命，为实现健康中国战略作出更多贡献！

2024 年 8 月

前言

消毒供应中心（central sterile supply department，CSSD）是医院内承担各科室所有重复使用诊疗器械、器具和物品清洗、消毒、灭菌以及无菌物品供应的部门，是预防和控制医院感染的重点科室。CSSD 的质控体系与科学管理，在保障医疗护理质量和患者安全、提升医疗机构整体服务水平等方面发挥着重要的作用。CSSD 规范化、标准化的操作技术和流程是保障无菌物品质量，实现科学、高效、安全生产与供应的重要基础。

2009 年，卫生部颁布了医院消毒供应中心三项强制性行业标准，2016 年国家卫生和计划生育委员会对标准进行修订，这是我国 CSSD 迈入规范化建设与标准化管理的重要里程碑。标准强调了医院 CSSD 集中管理、人员要求、建筑布局、设备设施、耗材要求，以及对外来医疗器械及植入物处置与管理等方面的要求。目前，我国医院 CSSD 建设取得了令人瞩目的成绩，部分医院 CSSD 已实现科学化、规范化、标准化、信息化及专业化的管理。行业日新月异的发展对 CSSD 专业理论、实践技能及管理提出了更高的要求和挑战。例如，从业人员结构的快速变化带来的人员管理问题，层出不穷的新器械、新材料带来的器械管理和再处理问题，医院感染和控制标准的持续提高带来的专业理论和实践技能问题，各地区、各医院间 CSSD 的建设与发展不均衡问题等。

为贯彻落实国家卫生行业标准要求、规范 CSSD 专科建设管理、提升专业人员操作技能，需要更专业、更系统的理论和实践指引，强化专业人员同质化培训。为此，中华护理学会消毒供应中心专业委员会在逐年调研的基础上，自 2012 年起陆续组织编写并颁布了硬式内镜、眼科手术器械、外来医疗器械、软式内镜等专科器械的清洗、消毒及灭菌技术操作指南，以及团体标准 T/CNAS 09—2019《医疗器械清洗技术操作》等，以提高专科复用医疗器械正确处置与管理水平。2020年中华护理学会消毒供应中心专业委员会总结十余年来专业发展的经验，参考了国际相关的标准，结合近年来专科发展中的新技术、新方法和新成果，对相关专业知识、管理理论和方式、工作流程和细节进行了整合，组织全国各省、自治区、直辖市消毒供应护理专家编写了《消毒供应中心管理与技术指南》，旨在进一步推动消毒供应质量管理、感染防控管理，提升 CSSD 专业人员综合素质，提高专业化服务水平，促进专业发展。

2024 年版指南在 2022 年版指南的基础上，增加了第八篇消毒供应中心质量管理中的消毒供应中心成本管理、第二十四篇眼内手术器械的再处理，并将常用灭菌方式的生物监测方法整合为附录 C 的内容。本指南内容分为三大部分，分别是基础部分、管理部分和技术部分，共计 24 篇和附录。基础部分内容介绍了 CSSD 功能与定位、感染预防与控制、建筑布局及要求、设备设施及要求、耗材及要求、手术器械基础知识以及器械管理；管理部分内容分别从 CSSD 质量管理、质量管理方法、应急预案及人员培训等方面进行阐述；技术部分内容以复用医疗器械再处理操作流程为主线，介绍了器械使用后预处理、回收、分类、清洗消毒、干燥、检查与保养、包装、灭菌、储存、发放与运送、灭菌质量监测与召回及 CSSD 质量追溯管理的原则、方法、操作要点和注意事项；最后，附录的内容对热点难点话题如外来医疗器械首次接收测试及软式内镜现场预处理的操作原则、操作方法及注意事项做了具体说明。

本指南由中华护理学会消毒供应中心专业委员会、医院感染预防与控制以及全国消毒灭菌领域的知名专家共同编写完成，内容系统全面，科学规范，结构完整，重点突出，实用性强。编写人员以科学严谨的态度，对指南中涉及的基本原则、质量标准和技术应用问题反复地进行研讨和审阅，充分考虑我国 CSSD 专业发展的现状和需求，并希望通过不定期地进行修订，不断更新和完善内容，力求使本指南成为指导 CSSD 专业人员规范操作的技术范本，为医院相关部门管理者提供借鉴参考。本指南也可作为 CSSD 专业人员规范化培训的基础教材，对促进医院 CSSD 科学化、规范化管理，科学开展消毒灭菌工作，具有重要的指导意义。

本指南是集体智慧的结晶，在编写的过程中，得到了中华护理学会领导和同仁们的大力支持和帮助，在此谨代表全体编委表示衷心感谢！本书编写过程中参考了相关论著，在此一并表示感谢。

　　由于作者水平和时间有限，本指南难免有疏漏与欠缺之处，敬请各位读者和同仁们提出宝贵的建议与意见，以促进本指南更加完善。期待本指南能进一步推动消毒供应专业迈向标准化、国际化发展的新时期！

张　青　钱黎明　李保华

2024 年 8 月

目录

基础部分

目录

第四篇　消毒供应中心设备设施及要求

第五篇　消毒供应中心耗材及要求

第六篇　手术器械基础知识

第七篇 **医院消毒供应中心器械管理**

管理部分

第八篇 **消毒供应中心质量管理**

目录

第九篇　消毒供应中心质量管理方法

第十篇　消毒供应中心应急预案

第十一篇　消毒供应中心人员培训

技术部分

第十二篇　预处理技术

第十三篇　回收技术

第十四篇　分类技术

第十五篇　清洗消毒技术

第十六篇　干燥技术

第十七篇　检查与保养技术

第十八篇　包装技术

第十九篇　灭菌技术

第二十篇　消毒与无菌物品储存

第二十一篇　发放与运送

第二十二篇　灭菌质量监测与召回

第二十三篇　消毒供应中心的质量追溯管理

第二十四篇　眼内手术器械的再处理

附　录

第一篇

消毒供应中心功能与定位

1. 概述

消毒供应中心（central sterile supply department，CSSD）是医疗机构重复使用的医疗器械清洗、消毒、灭菌及无菌物品供应的平台科室，是医疗护理工作正常运行的保障，在医院感染控制中发挥着重要作用。消毒供应中心的工作是医疗质量和患者安全的基础，须纳入医疗质量管理，以保障医疗安全。

2. 术语定义

2.1 消毒供应中心

消毒供应中心是医院内承担各科室所有重复使用诊疗器械、器具和物品清洗、消毒、灭菌以及无菌物品供应的部门。

2.2 医疗消毒供应中心（medical sterile supply center）

医疗消毒供应中心是独立设置的医疗机构，不包括医疗机构内部设置的消毒供应中心、消毒供应室和面向医疗器材生产经营企业的消毒供应机构。医疗消毒供应中心主要承担医疗机构重复使用的诊疗器械、器具、洁净手术衣、手术盖单等物品清洗、消毒、灭菌以及无菌物品供应，并开展处理过程的质量控制，出具监测和检测结果，实现全程可追溯，保证质量。

2.3 CSSD 集中管理（CSSD central management）

CSSD 面积满足需求，重复使用的诊疗器械、器具和物品回收至 CSSD 集中进行清洗、消毒或灭菌的管理方式；如院区分散、CSSD 分别设置，或现有 CSSD 面积受限，已在手术室设置清洗、消毒区域的医院，其清洗、消毒或灭菌工作集中由

CSSD 统一管理，依据 WS 310.1 ~ WS 310.3 进行规范处置的也属 CSSD 集中管理。

2.4 区域集中管理（regional central management）

符合要求并有条件的医院 CSSD 和医疗消毒供应中心为附近医疗机构提供消毒供应服务。通过区域内医疗资源的整合，实现 CSSD 向区域开放，满足基层医院的无菌物品供应需求。

3. 消毒供应中心的管理模式

3.1 医院集中管理模式

3.1.1 医疗机构应依据国家相关法律法规由 CSSD 负责对所有重复使用的诊疗器械、器具和物品进行清洗、消毒、灭菌。

3.1.2 对院区分散、CSSD 分别设置，或现有 CSSD 面积受限，已在手术室设置清洗、消毒区域的，其清洗、消毒、灭菌工作应由 CSSD 统一管理。

3.1.3 宜对内镜及口腔器械实行集中管理。

3.1.4 应对回收、分类、清洗、消毒、干燥、器械检查保养、包装、灭菌、储存、发放等流程，建立质量标准，进行质量管理，保证全程可追溯，确保无菌物品质量和安全。

3.2 区域集中管理模式

3.2.1 开展区域集中管理模式的医院，应成立区域化集中管理部门（小组）。

3.2.2 有条件的医院 CSSD 为附近医疗机构提供消毒供应

服务的，在建筑布局、区域设置、设备设施配备、管理等方面应有能承担区域集中管理的能力。

3.2.2.1 应符合 WS 310 的要求。

3.2.2.2 CSSD 建筑布局、区域设置、设备设施及辅助用具配备等满足区域化集中管理的要求。建立和完善操作流程、制度及应急预案等。与接受消毒供应服务的医疗机构签订协议，明确双方职责。

3.2.2.3 应建立诊疗器械、器具和物品交接与质量检查及验收制度，并设专人负责。

3.2.2.4 应定期对清洗、消毒、灭菌工作进行质量评价。

3.2.2.5 应及时向接受消毒供应服务的医疗机构收集反馈意见，分析整改并评价效果。

3.2.3 医疗消毒供应中心应符合《医疗消毒供应中心基本标准》和《医疗消毒供应中心管理规范》。

4. 消毒供应中心的功能定位

4.1 是对重复使用的诊疗器械、器具和物品进行清洗、消毒、灭菌及集中管理的中心，保障全院消毒灭菌器械、器具和物品的供应。

4.2 是预防医疗器械相关院内感染的重要部门，保证消毒灭菌符合相应的法律法规和标准要求，保障消毒灭菌物品安全。

4.3 科学开展消毒灭菌，合理配备设备设施，科学设计建筑布局，保证处置流程通畅高效，保障消毒灭菌器械、物品及时有效供应。

4.4 建立健全岗位职责、操作规程、消毒隔离、质量管理、过程监测、设备管理及职业安全防护等管理制度，建立有效风险管理，具备有效应对突发公共事件等紧急情况的快速反应能力。

4.5 建立和落实各项质量标准，完善质量检查和监测体系，对影响清洗、消毒、灭菌的相关产品建立采购、验收、维护、问题反馈等管理制度，保证医院 CSSD 系统质量和安全。

4.6 科学管理，优化流程，合理规划储备量，提高器械使用率和周转率，保持物流系统的高效运营和成本的合理控制。

4.7 应建立与相关科室的联系制度，主动收集科室关于消毒灭菌物品供应的反馈意见，不断提高供应服务质量，满足临床诊疗工作、医疗护理学科发展及医学科研的需求。

4.8 应定期对工作质量进行分析，落实持续改进。

4.9 开展循证实践，建立规范化、专业化和科学化管理。

第二篇

消毒供应中心
感染预防与控制

1. 概述

消毒供应中心是复用医疗器械、器具及物品清洗、消毒、灭菌的集中场所，对污染的、具有潜在感染风险的复用医疗器械、器具及物品，通过专业化、规范化的清洗、消毒、灭菌，降低器械相关性感染，使复用医疗器械、器具及物品符合临床科室的安全使用要求。消毒供应中心是医院感染预防与控制的关键部门。

2. 术语定义

2.1 微生物（microorganism）

微生物是在显微镜下才能看到的微小实体，包括细菌、真菌、病毒、某些原生动物和藻类。

2.2 细菌（bacteria）

细菌是属原核生物界的一种单细胞微生物，具有细胞壁和原始核质，无核仁和核膜，除核糖体外无其他细胞器。细菌的大小可以用测微尺在显微镜下进行测量，一般以微米（μm）为单位。

2.3 病毒（virus）

病毒是由一个核酸分子（DNA 或 RNA）与蛋白质构成的非细胞形态，靠寄生生活的介于生命体及非生命体之间的有机物种，它既不是生物亦不是非生物。它是由一个保护性外壳包裹的一段 DNA 或者 RNA，借由感染的机制，这些简单的有机体可以利用宿主的细胞系统进行自我复制，但无法独立生长和复制。

2.4 芽孢（spore）

某些细菌在一定的环境条件下，胞质脱水浓缩，在菌体内部形成一个圆形或卵圆形小体，是细菌的休眠形式，称为芽孢。芽孢对热力、干燥、辐射、化学消毒剂等理化因素均有强大的抵抗力。

2.5 朊病毒（prion）

朊病毒又称蛋白质侵染因子、毒朊或感染性蛋白质，是一类能侵染动物并在宿主细胞内复制的小分子无免疫性疏水蛋白质。朊病毒是一类不含核酸而仅由蛋白质构成的可自我复制并具感染性的因子，是一类能引起哺乳动物和人的中枢神经系统病变的传染性病变因子。

2.6 医院感染（nosocomial infection）

医院感染是指住院患者在医院内获得的感染，包括在住院期间发生的感染和在医院内获得出院后发生的感染，但不包括入院前已开始或者入院时已处于潜伏期的感染。医院工作人员在医院内获得的感染也属医院感染。

2.7 内源性医院感染（endogenous nosocomial infection）

内源性医院感染又称自身感染，是指各种原因引起的患者在医院内遭受自身固有病原体侵袭而发生的院内感染。

2.8 外源性医院感染（exogenous nosocomial infection）

外源性医院感染又称交叉感染，是指各种原因引起的患者在医院内遭受非自身固有的病原体侵袭而发生的感染。

2.9 职业暴露（occupational exposure）

职业暴露是指医务人员在从事临床诊疗、护理及科学实验

等职业活动的过程中，通过眼、口、鼻及其他黏膜、破损皮肤
或非胃肠接触含血源性病原体的血液或其他潜在传染性的物
质；也指由于职业原因而暴露在危险因素中，从而有可能损害
健康或危及生命的一种情况。

2.10　标准预防（standard precaution）

标准预防是基于患者的血液、体液、分泌物（不包括汗
液）、非完整皮肤和黏膜均可能含有感染性因子的原则，针对
医院所有患者和医务人员采取的一组预防感染的措施。

2.11　职业防护（disposable protective gown）

职业防护是指医务工作者在医疗、护理等工作中采取多种
有效措施，保证工作者免受职业损伤因素的侵袭，或将其所受
伤害降到最低程度。

2.12　防护服（disposable gown）

防护服是指一类经过特殊设计和制造的服装，用来将全部
或部分人体与潜在的危险隔离，或用于隔离穿戴者自身衣物上
的污染源。

2.13　防水服（liquid-resistant gown）

防水服为清洗操作时穿着的防护用品，应具有良好的阻水
性和防渗透作用。

2.14　护目镜（protective glasses）

护目镜是防止患者的血液、体液等具有传染性的物质溅入
人体眼部的用品。

2.15　手卫生（hand hygiene）

手卫生是医护人员洗手、卫生手消毒和外科手消毒的总称。

2.16 消毒（disinfection）

消毒是指消除或杀灭传播媒介上病原微生物，使其达到无害化的处理。

2.17 消毒剂（disinfectant）

消毒剂是指能杀灭传播媒介上的微生物并达到消毒要求的制剂。

2.18 高水平消毒剂（high-level disinfectant）

高水平消毒剂是指能杀灭一切细菌繁殖体（包括分枝杆菌）、病毒、真菌及其孢子等，对细菌芽孢也有一定杀灭作用的消毒制剂。

2.19 中水平消毒剂（intermediate-level disinfectant）

中水平消毒剂是指能杀灭分枝杆菌、真菌、病毒及细菌繁殖体等微生物的消毒制剂。

2.20 低水平消毒剂（low-level disinfectant）

低水平消毒剂是指能杀灭细菌繁殖体和亲脂病毒的消毒制剂。

2.21 灭菌（sterilization）

灭菌是指杀灭或清除医疗器械、器具及物品上一切微生物的处理。

2.22 灭菌剂（sterilant）

灭菌剂是指能杀灭一切微生物（包括细菌芽孢）并达到灭菌要求的制剂。

2.23 斯波尔丁分类法（E.H.Spaulding classification）

1968 年 E.H.Spaulding 根据医疗器械污染后使用所致感染的

危险性大小及在患者使用时的消毒或灭菌要求，将医疗器械分为三类，即高度危险性物品、中度危险性物品和低度危险性物品。

2.24 高水平消毒（high level disinfection）

高水平消毒能杀灭一切细菌繁殖体包括分枝杆菌、病毒、真菌及其孢子和绝大多数细菌芽孢。达到高水平消毒常用的方法包括采用含氯制剂、邻苯二甲醛、过氧乙酸、过氧化氢、臭氧、碘酊等，以及能达到灭菌效果的化学消毒剂在规定的条件下，以合适的浓度和有效的作用时间进行消毒的方法。

2.25 中水平消毒（intermediate-level disinfection）

中水平消毒能杀灭除细菌芽孢以外的各种病原微生物，包括分枝杆菌。达到中水平消毒常用的方法包括采用碘类消毒剂、醇类和氯己定的复方、醇类和季铵盐类化合物的复方、酚类等消毒剂，在规定条件下，以合适的浓度和有效的作用时间进行消毒的方法。

2.26 低水平消毒（low level disinfection）

低水平消毒指能杀灭细菌繁殖体（分枝杆菌除外）和亲脂病毒的化学方法以及通风换气、冲洗等机械除菌法。如采用季铵盐类消毒剂、双胍类消毒剂（氯己定）等，在规定的条件下，以合适的浓度和有效的作用时间进行消毒的方法。

2.27 洗眼器（eye washer）

洗眼器是指用来冲洗眼部的设备，其主要组成结构包括冲洗液输送管道、喷头、控制阀及阀门驱动装置。

2.28 手卫生设施（hand hygiene facility）

手卫生设施是指用于洗手与手消毒的设施设备，包括洗手池、水龙头、流动水、洗手液（肥皂）、干手用品、手消毒剂等。

2.29 医疗废物（medical waste）

医疗废物是指医疗卫生机构在医疗、预防、保健以及其他相关活动中产生的具有直接或者间接感染性、毒性以及其他危害性的废物。

3. 常见微生物的种类

微生物广泛存在于自然界中，具有体形微小、结构简单、繁殖迅速、容易变异及适应环境能力强等特点。微生物按其大小、结构、组成等可分为非细胞型微生物、原核细胞型微生物和真核细胞型微生物三大类。

3.1 非细胞型微生物

非细胞型微生物是最小的一类微生物，无典型的细胞结构，无产生能量的酶系统，只能在活细胞内生长增殖。核酸类型为 DNA 或 RNA，两者不同时存在，病毒属于此类微生物。

3.1.1 病毒　病毒主要由核酸和蛋白质组成，在核酸外围有蛋白质外壳，称衣壳，衣壳与核酸在一起称为核衣壳，无包膜的病毒核衣壳就是病毒体。有些病毒衣壳外有包膜，有的包膜表面有钉状突或刺突构成病毒体的表面抗原。病毒的复制周期从病毒进入宿主细胞开始，经过基因组复制到释放，为一个复制周期。病毒用纳米（nm）为单位来表示。

3.1.2 朊病毒　朊病毒所致疾病类型为传染性退变性脑病变和传染性海绵状脑病。朊病毒不具备病毒结构，无核酸形成，只是一种特异性蛋白质颗粒，这种蛋白质虽不能在体外繁殖，但其却有增殖性和传染性。

3.2 原核细胞型微生物

这类微生物的原始核呈环状裸 DNA 团块结构，无核膜、核仁；细胞器很不完善，只有核糖体；DNA 和 RNA 同时存在。依据 16S rDNA 序列分析，这类微生物可分为古生菌和细菌两大类。细菌的种类繁多，包括细菌、支原体、衣原体、立克次体、螺旋体和放线菌等。

3.2.1 细菌

3.2.1.1 细菌的分类：按细菌外形区分主要有球菌、杆菌和螺旋菌三大类。在自然界及人和动物体内，绝大多数细菌黏附在无生命或有生命的物体表面，以生物膜的形式存在。

3.2.1.2 细菌的结构：细菌具有典型的原核细胞的结构和功能。其中细胞壁、细胞膜、细胞质和核质等是每个细菌细胞都具有的，故称为细菌的基本结构；荚膜、鞭毛、菌毛、芽孢仅某些细菌具有，为其特殊结构。

3.2.1.2.1 荚膜：是细菌致病重要的毒力因子，也是鉴别细菌的重要标志，荚膜多糖可使细菌彼此粘连，也可黏附于组织细胞或无生命物体表面，参与生物被膜的形成，是引起感染的重要因素。

3.2.1.2.2 芽孢：带有完整的核质、酶系统和合成菌体组分的结构，能保存细菌的全部生命必需物质。一个细菌只形成一个芽孢，一个芽孢发芽也只生成一个菌体，细菌数量并未增加，故芽孢不是细菌的繁殖方式。与芽孢相比，未形成芽孢而具有繁殖能力的菌体称为繁殖体。芽孢的抗力强，一般细菌繁殖体在 80℃水中迅速死亡，而有的细菌芽孢可耐 100℃沸水数小时。杀死细菌的芽孢可作为判断灭菌效果的指标。

3.2.2 支原体　是介于细菌与病毒之间能单独生活的原核细胞型微生物，目前被认为是能在灭活细胞的人工培养基中增殖的最小微生物，主要特点是缺乏细胞壁。常见的支原体有肺炎支原体、流感支原体、人型支原体和神经支原体等。

3.2.3 立克次体　为原核细胞型微生物，是细菌学中独立的部分，寄生或共生于家畜、小哺乳类动物及节肢动物（虱、蚤、蜱、螨）体内，并通过它们进行传播。常见的致病立克次体有普氏立克次体、莫氏立克次体、Q 热柯克斯体和康氏立克次体等。

3.2.4 衣原体　是一类介于病毒和立克次体之间的形态，在宿主细胞内有独特的发育繁殖周期，同时含有 DNA 和 RNA 两种类型核酸的原核细胞型微生物。常见致病的衣原体有鹦鹉热衣原体、沙眼衣原体、肺炎衣原体等。

3.2.5 螺旋体　是一类介于细菌和原虫之间的形态细长、柔软、呈波状或螺旋状、运动活泼的单细胞微生物，一般分为螺旋体、脊螺旋体、疏螺旋体、密螺旋体和钩端螺旋体 5 个属。后 3 个属有引起人患回归热、梅毒、钩端螺旋体病的致病菌。

3.3 真核细胞型微生物

真核细胞型微生物细胞结构比较完整，包括细胞壁、完整的细胞核、丝状体和孢子。单细胞真菌呈圆形或卵圆形，称酵母菌。多细胞真菌大多长出菌丝与孢子，交织成团称丝状菌，又称霉菌。真菌孢子是真菌的繁殖器官。

4. 影响微生物抗力的因素

4.1 微生物的种类的影响

微生物对消毒灭菌的敏感性按照从高到低排序为：亲脂病毒、细菌繁殖体、真菌、亲水病毒、螺旋体、支原体、衣原体、分枝杆菌、真菌孢子、细菌芽孢。不同种或同种不同株间微生物内在的抗力相差也很大。

4.2 微生物的生理状态的影响

消毒灭菌前微生物的生长情况显著影响它们的抗力。

4.3 微生物的数量的影响

数量越大，所需消毒灭菌的时间就越长。消毒灭菌前严格的清洗和消毒是保证灭菌成功的基本步骤。

4.4 有机物的影响

微生物附着在人的体液、分泌物、排泄物等有机物污染的环境物体、医疗器械、器具和物品表面，使微生物的抗力更强，消毒灭菌前清洗不彻底会影响消毒灭菌效果。

4.5 作用温度的影响

无论是物理杀菌因子，还是化学杀菌因子消毒灭菌，通常都是温度升高，杀菌效果好；温度降低，杀菌效果差。

4.6 消毒剂的种类、浓度和作用时间的影响

在同样的作用温度条件下，高水平消毒剂的杀菌效果强于中、低水平消毒剂；相同种类的消毒剂，浓度越高，杀菌效果

越好；种类相同、浓度相同的消毒剂，作用时间越长，杀菌效果越好。

5. 常用消毒灭菌方法

5.1 消毒

5.1.1 物理消毒　是指利用物理的作用（包括光、热、蒸汽、压力等）杀灭病原微生物的方法。最常用的物理消毒法有湿热消毒法、紫外线消毒法、微波消毒法等。

5.1.1.1 湿热消毒法：利用湿热使菌体蛋白变性或凝固，酶失去活性，代谢发生障碍，致使细胞死亡，包括煮沸消毒法、巴斯德消毒法和低温蒸汽消毒法。

5.1.1.2 紫外线消毒法：是利用病原微生物吸收波长为 $200 \sim 280 \mu m$ 的紫外线能量后，其遗传物质发生突变导致细胞不再分裂繁殖，达到杀灭病原微生物目的的消毒方式。

5.1.1.3 微波消毒法：靠热效应发挥作用，其特点是在一定含水量的条件下才能显现热效应。

5.1.2 化学消毒　是利用化学消毒剂杀灭病原微生物的方法。

5.1.2.1 根据消毒剂的杀菌作用，可分为高水平消毒剂、中水平消毒剂和低水平消毒剂。

5.1.2.1.1 高水平消毒剂：包括含氯制剂、二氧化氯、邻苯二甲醛、过氧乙酸、过氧化氢、臭氧、碘酊等。

5.1.2.1.2 中水平消毒剂：包括碘类消毒剂（碘伏、氯己定碘等）、醇类和氯己定的复方、醇类和季铵盐类化合物的复方、酚类等消毒剂。

5.1.2.1.3 低水平消毒剂：包括采用季铵盐类消毒剂（苯扎溴铵等）和双胍类消毒剂（氯己定）等。

5.1.2.2 根据消毒剂的化学成分，可分为含氯消毒剂、过氧化物类消毒剂、醛类消毒剂、醇类消毒剂等。

5.1.2.2.1 含氯消毒剂：杀菌谱广，能有效杀灭多种微生物和原虫，具有经济、使用方便和高效的特点，由于对金属有腐蚀作用，一般不宜用于金属器械的消毒，主要用于物品表面和环境的消毒。

5.1.2.2.2 过氧化物类消毒剂：具有强氧化作用，可以和酶、氨基酸、核酸等发生广泛的反应，可以分解 DNA 的碱基，使 DNA 的双链解开和断裂，可用于内镜器械的消毒或灭菌。

5.1.2.2.3 醛类消毒剂：通过醛基的烷基化，或与蛋白质、氨基酸基团之间的交联作用，引起蛋白质凝固造成细菌死亡。因具有脂溶性，易通过细胞膜进入菌体中起杀灭微生物的作用。对金属无腐蚀性，主要用于软式内镜等精密器械的高水平消毒。

5.1.2.2.4 醇类消毒剂：能够吸收细菌蛋白的水分，使其脱水变性凝固，从而达到杀灭细菌的目的。具有中效、速效的杀菌作用，无毒、无刺激，对金属无腐蚀性，主要用于不耐热的精密器械的表面消毒。

5.1.2.3 各类消毒剂的功能及其杀灭对象见表 2-5-1。

表 2-5-1　**各类消毒剂的功能及其杀灭对象**

类别	细菌			真菌	病毒	
	繁殖体	结核分枝杆菌	芽孢		亲脂性	亲水性
高水平消毒剂	+	+	+	+	+	+
中水平消毒剂	+	+	−	+	+	±
低水平消毒剂	+	−	−	±	+	−

注："＋"为有效，"±"为部分有效，"－"为无效。

5.1.2.4　化学消毒剂使用注意事项

5.1.2.4.1　使用浓度的正确性和准确性。

5.1.2.4.2　准确的作用时间。

5.1.2.4.3　使用中消毒剂浓度的稳定性。

5.1.2.4.4　消毒剂如需配比，配比方法和配比浓度正确。

5.1.2.4.5　消毒剂在低温下是否能正常发挥作用。

5.1.2.4.6　是否容易受到有机物、酸、碱及其他物理、化学等因素的影响。

5.1.2.4.7　对物品材质是否有腐蚀性。

5.1.2.4.8　消毒后是否存在残留。

5.1.2.4.9　消毒剂有无毒性，毒性对人体的影响。

5.1.2.4.10　消毒剂的使用是否存在危险性。

5.1.2.4.11　对存储的环境和运输方式的要求。

5.2　灭菌

5.2.1　物理灭菌　利用物理方法杀灭一切微生物，包括芽孢，达到无菌保证水平。常见的物理灭菌方法有压力蒸汽灭菌、干热灭菌、辐射灭菌等。

5.2.1.1 压力蒸汽灭菌：属于湿热灭菌，利用水由气态变为液态时放出大量的潜热，迅速提高被灭菌物体的温度，导致细菌及细菌芽孢蛋白凝固变性。饱和蒸汽必须干燥和纯净。压力蒸汽杀菌的基本要素是作用时间、作用温度及饱和蒸汽三大要素。主要特点是杀菌谱广、杀菌作用强、效果可靠、作用快速、无任何残余毒性，适用于包括液体在内的各种不怕热的物品的灭菌。压力蒸汽灭菌设备根据其冷空气排出方法不同分为下排气压力蒸汽灭菌器和预真空（含脉动真空）式压力蒸汽灭菌器及正压排气灭菌器等不同类型；预真空（含脉动真空）式压力蒸汽灭菌器包括普通型和快速型两种。

5.2.1.2 干热灭菌：干热灭菌的作用是通过脱水、干燥和大分子变性实现的，适用于耐热、不耐湿、蒸汽或气体不能穿透物品等的灭菌，如玻璃、油脂、粉剂等物品的灭菌。

5.2.1.3 辐射灭菌：是利用射线的辐照来杀灭一切微生物和芽孢的技术，主要包括 X 射线灭菌和 γ 射线灭菌。其灭菌机制是直接作用于生物的蛋白质、核酸、酶等，干扰 DNA 的合成，破坏细胞膜，从而使微生物生长和分裂停止，导致其死亡；间接作用引起生物体内水分子电离和激发，生成自由基，引起微生物死亡。特点是穿透力强，不升高温度。

5.2.2 化学灭菌　是利用化学消毒剂使菌体蛋白质变性和凝固、干扰细菌的酶系统和代谢、破坏细胞膜，从而影响细菌的化学组成、物理结构和生理活动，达到灭菌的作用。

5.2.2.1 环氧乙烷灭菌：是通过环氧乙烷与蛋白质分子上的巯基、氨基、羟基和羧基以及核酸分子上的亚氨基发生烷基化反应，造成蛋白质失去反应基团，阻碍蛋白质的正常生化反应和新陈代谢，导致微生物死亡的灭菌方法。适用于不耐热、不耐湿的诊疗器械、器具和物品的灭菌，如电子仪器、光学仪器、纸质制品、化纤制品、塑料制品、陶瓷及金属制品等。不适用于食品、液体、油脂类、粉剂等灭菌。

5.2.2.2 过氧化氢气体等离子体低温灭菌：是在一定的条件下（＜60℃），利用过氧化氢气体进行灭菌，并用等离子体技术分解残留过氧化氢的灭菌方法。适用于不耐热、不耐湿的诊疗器械、器具和物品的灭菌，如电子仪器，光学仪器等诊疗器械的灭菌。不适用于布类、纸类、水、油类、粉剂等材质的灭菌。

5.2.2.3 低温蒸汽甲醛灭菌：甲醛具有还原作用，能够与菌体蛋白（包括酶）的氨基酸结合使蛋白质变性凝固，从而达到灭菌作用。低温蒸汽甲醛灭菌方式适用于不耐热、不耐湿的诊疗器械、器具和物品的灭菌，如电子仪器、光学仪器、管腔器械、金属器械、玻璃器皿、合成材料和物品等。

6. 消毒供应中心感染预防与控制管理

6.1 管理要求

6.1.1 建立消毒供应中心感染预防与控制管理小组，贯彻落实医院感染管理相关法规及制度，降低感染风险。

6.1.2 根据重复使用医疗器械的清洗、消毒及灭菌管理要求和工作流程特点，建立各区域工作岗位的消毒隔离制度和措施，落实人员防护，确保工作质量、工作环境和人员的安全。

6.1.3 开展重复使用医疗器械的清洗、消毒及灭菌质量监测和控制，与相关职能部门建立沟通机制，及时反馈重大的感染风险问题，并配合进行质量改进。

6.2 医疗器械、器具和物品消毒灭菌方法选择的原则

6.2.1 根据物品污染后导致感染的风险高低选择相应的消毒或灭菌方法。

6.2.1.1 高度危险性物品，应采用灭菌方法处理。

6.2.1.2 中度危险性物品，应采用达到中水平消毒以上效果的消毒方法。

6.2.1.3 低度危险性物品，宜采用低水平消毒方法或做清洁处理；遇有病原微生物污染时，针对所污染微生物的种类选择有效的消毒方法。

6.2.2 根据消毒物品的性质选择消毒或灭菌方法。

6.2.2.1 耐热、耐湿的诊疗器械、器具和物品，应首选压力蒸汽灭菌；耐热、不耐湿、蒸汽或气体不能穿透的油剂类和干粉类等应采用干热灭菌。

6.2.2.2 不耐热、不耐湿的物品，宜采用低温灭菌方法，如环氧乙烷灭菌、过氧化氢低温等离子体灭菌或低温蒸汽甲醛灭菌等。

6.2.3 根据物品上污染微生物的种类和数量选择相应的消毒或灭菌方法。

6.2.3.1 对受到致病菌芽孢、真菌孢子、分枝杆菌和经血传播的病原体（乙型肝炎病毒、丙型肝炎病毒、人类免疫缺陷病毒等）污染的物品，应采用高水平消毒或灭菌。

6.2.3.2 对受到真菌、亲水病毒、螺旋体、支原体、衣原

体等病原微生物污染的物品，应采用中水平以上的消毒方法。

6.2.3.3 对受到一般细菌和亲脂病毒等污染的物品，应采用达到中水平或低水平的消毒方法。

6.2.3.4 器械、器具和物品上微生物污染特别严重时，应加大消毒剂的使用剂量和 / 或延长消毒时间。

6.2.4 朊病毒、气性坏疽和突发原因不明传染病的病原体污染的器械、器具和物品的清洗、消毒、灭菌应遵循 WS/T 367 的要求。

6.3 消毒供应中心建筑要求

6.3.1 周围环境应清洁、无污染源，区域相对独立；内部通风、采光良好。

6.3.2 工作区域划分应遵循物品由污到洁、不交叉、不逆流；空气流向由洁到污，采取机械通风的去污区保持相对负压，检查包装及无菌区保持相对正压。

6.3.3 去污区和检查包装及灭菌区，应分别设置人员出入缓冲间（带）。缓冲间（带）应设洗手设施，采用非手触式水龙头开关。无菌物品存放区内不应设洗手池。去污区、检查包装及灭菌区设专用洁具间的，应采用封闭式设计。

6.4 消毒供应中心人员着装及防护要求

6.4.1 各区域工作人员防护及着装应符合 WS 310.2 的要求。

6.4.2 工作服材质应为紧密编织、不易落絮。工作服、工作鞋及防烫手套均应可清洗消毒。

6.4.3 工作服应在医院指定的机构统一清洗消毒。

6.4.4 工作服应每日更换；被液体浸湿或被血液、体液等污染，应立即更换。

6.4.5 工作人员外出应更换外出服、外出鞋。

6.4.6 消毒供应中心个人防护用品包括口罩、护目镜/防护面罩、手套、防护服、防水服、帽子、防水鞋等，个人防护用品应符合国家相关标准，并在有效期内使用。

6.4.6.1 口罩的使用要求

6.4.6.1.1 应根据不同的操作要求选用不同种类的口罩。

6.4.6.1.2 一般器械清洗操作，可佩戴外科口罩；接触特殊感染患者使用的器械时，应戴医用防护口罩。

6.4.6.1.3 口罩应保持清洁，遇污染时及时更换。

6.4.6.1.4 应正确佩戴口罩，具体方法及注意事项见 WS/T 311 附录 A。

6.4.6.2 护目镜/防护面罩的使用要求

6.4.6.2.1 在进行手工清洗器械和用具时，应使用护目镜/防护面罩。

6.4.6.2.2 佩戴前应检查有无破损，佩戴装置有无松开。每次使用后应清洁与消毒。

6.4.6.2.3 护目镜/防护面罩的戴脱方法见 WS/T 311 附录 B。

6.4.6.3 手套的使用要求

6.4.6.3.1 应根据不同操作的需要，选择合适种类和规格的手套。

6.4.6.3.2 清洗人员应佩戴防刺伤双层手套。

6.4.6.3.3 应正确戴脱手套，具体方法及注意事项见 WS/T 311 附录 C。

6.4.6.3.4　一次性手套应一次性使用。

6.4.6.4　防水服的使用要求

6.4.6.4.1　应根据工作的需要，选用防水服。防水服应能遮盖住衣服和外露的皮肤。

6.4.6.4.2　防水服分为可重复使用的和一次性使用的防水服，可重复使用的防水服在使用后应清洗消毒。

6.4.6.4.3　进入去污区进行复用医疗器械清洗时，应穿防水服。

6.4.6.4.4　应正确穿脱防水服，防水服如有破损、渗透或受到明显污染时应及时更换。

6.4.6.5　防护服的使用要求

6.4.6.5.1　应根据传染病的传播途径和接触风险选择使用防护服。

6.4.6.5.2　防护服应具有良好的防水、抗静电、过滤效率，无皮肤刺激性，穿脱方便；结合部严密，接缝处材质应与整体材料一致，袖口、脚踝口应为弹性收口。

6.4.6.5.3　应掌握防护服的穿脱流程，脱卸时应确保不会发生污染导致暴露风险。

6.4.6.5.4　防护服应一次性使用。

6.4.6.6　工作鞋的使用要求

6.4.6.6.1　工作鞋应有良好的防滑、耐刺及抗冲击性能，去污区的工作鞋还应具有防水性能。

6.4.6.6.2　应可清洗消毒。

6.4.6.7　洗眼器的使用要求

6.4.6.7.1　洗眼器应安装在使用者能够 10s 内到达的位置，

四周的环境应整洁，通路无障碍物阻挡和潜在的危险伤害。

6.4.6.7.2 使用者上岗前应完成洗眼器有关的技术说明书和使用的培训，掌握洗眼器正确使用的方法和安装位置。

6.4.6.7.3 洗眼器的检查：每天打开阀门，检查冲洗液喷出是否顺畅；检查洗眼器外表面清洁，无腐蚀等情况；每周应至少一次对洗眼器进行操作检查与维护，包括检查洗眼器是否连接到自来水或经纯化的水管道上并供水正常，记录。

6.4.6.7.4 当发生职业暴露时，使用者迅速到达洗眼器旁，在 1s 或更短的时间内打开洗眼器阀门，待冲洗液自动喷出后，对眼睛部位进行冲洗，冲洗时间至少 15min。

6.5 消毒供应中心地面及物体表面消毒方法

6.5.1 原则

6.5.1.1 每天应对消毒供应中心的工作区域进行终末清洁与消毒。重点是手频繁接触的表面、器械接触的表面和设备设施。

6.5.1.2 终末清洁与消毒的顺序应从无菌物品存放区到检查包装及灭菌区，最后是去污区。

6.5.1.3 物体表面的清洁工具应选择不脱絮的擦巾或一次性消毒湿巾；地面可选用可脱卸式或一次性地巾，也可使用湿式吸尘器。

6.5.1.4 地面和物体表面应保持清洁，当遇到明显污染时，应及时进行消毒处理，所用消毒剂应符合国家相关要求。

6.5.2 方法

6.5.2.1 地面的清洁与消毒：地面无明显污染时，采用湿式清洁。当地面受到患者血液、体液等明显污染时，先用吸湿材料去除可见的污染物，再清洁和消毒。去污区的地面清洁与消毒应每天进行，地面消毒采用 400～700mg/L 有效氯的含氯消毒液擦拭，作用 30min。

6.5.2.2 物体表面的清洁与消毒：物体表面无明显污染时，采用湿式清洁。当受到明显污染时，先用吸湿材料去除可见的污染物，再清洁和消毒。去污区的物体表面的清洁与消毒应每天进行，保持干燥，物体表面消毒方法同地面。

6.5.2.3 地面和物体表面消毒剂使用方法

6.5.2.3.1 含氯消毒剂：含氯消毒剂配制应根据产品有效氯含量，按稀释定律，用蒸馏水稀释成所需浓度。

（1）应于阴凉处避光、防潮、密封保存。

（2）使用液应现配现用，使用时限≤24h。

（3）用加防腐剂的含氯消毒剂对金属表面消毒后，应及时用符合要求的水擦洗干净。

6.5.2.3.2 季铵盐类消毒剂：不宜与阴离子表面活性剂如肥皂、洗衣粉等一起使用。

6.5.2.3.3 酸性氧化电位水：主要有效成分指标为有效氯含量（60±10）mg/L，pH范围 2.0～3.0，氧化还原电位（ORP）≥1 100mV，残留氯离子＜1 000mg/L。

（1）应先彻底清除待消毒地面上的有机物，再进行消毒处理。

（2）酸性氧化电位水对光敏感，有效氯浓度随时间延长而下降，原则上应尽早使用，最好现制备现用。

（3）每次使用前，应在使用现场酸性氧化电位水出水口处，分别检测 pH、氧化还原电位和有效氯浓度，检测数值应符合指标要求。

（4）酸性氧化电位水长时间排放可造成排水管路的腐蚀，故应每次排放后再排放少量碱性还原电位水或自来水。

6.6 医疗废物的管理要求

6.6.1 医疗废物应严格按照医疗废物分类目录进行分类、收集

6.6.1.1 感染性废物：携带病原微生物，具有引发感染性疾病传播危险的医疗废物。如被患者血液、体液污染的物品；使用后的一次性医疗器械等。

6.6.1.2 损伤性废物：能够刺伤或者割伤人体的废弃的医用锐器。如医用针头、缝合针、手术刀片等。

6.6.1.3 病理性废物：诊疗过程中产生的人体废弃物和医学实验动物尸体等。如手术及其他诊疗过程中产生的废弃的人体组织等。

6.6.1.4 药物性废物：过期、淘汰、变质或被污染的废弃的药品。

6.6.1.5 化学性废物：具有毒性、腐蚀性、易燃易爆性的废弃的化学物品。如废弃的戊二醛、过氧乙酸等化学消毒剂，使用后的环氧乙烷气罐等。

6.6.2 医疗废物应放置于符合《医疗废物专用包装袋、容器和警示标志标准》要求的专用包装物或容器内，专用包装物和利器盒等容器应警示标识清晰。

6.6.3 在盛装医疗废物前，应当对医疗废物包装物或者容

器进行检查，确保无破损、渗漏和其他缺陷。使用中若容器破损应及时更换。

6.6.4 盛装医疗废物的包装物或者容器不得超过 3/4，应当使用有效的封口方式，使包装物或者容器的封口紧实、严密。

6.6.5 所有医疗废物出科室时应标明医疗废物产生的科室、类别、产生日期及需要特别说明的内容等。

6.6.6 医疗废物应按照规定的时间和地点与医疗废物暂存处专职人员当面进行交接、登记，登记内容包括医疗废物来源、类别、重量、交接时间，交接双方签字；资料保存 ≥ 3 年。

6.6.7 应定期对消毒供应中心的医疗废物收集点进行清洁、消毒。

7. 消毒供应中心人员标准预防

7.1 标准预防原则

7.1.1 将所有患者血液、体液、分泌物污染的器械、器具和物品视为有传染性，必须采取防护措施。

7.1.2 根据传播途径建立接触、空气、飞沫隔离措施。其重点是洗手和洗手的时机。

7.2 防护用品

7.2.1 防护用品包括口罩、护目镜 / 防护面罩、手套、防护服、防水服、帽子、防水鞋等。

7.2.2 防护用品的使用与要求见本篇 6.4。

7.3 手卫生

7.3.1 手卫生基本要求

7.3.1.1 应制订并落实手卫生管理制度，配备有效、便捷的手卫生设施。

7.3.1.2 应定期开展手卫生的全员培训，工作人员应掌握手卫生知识和正确的手卫生方法，保证洗手与手消毒的效果。

7.3.1.3 应加强对工作人员手卫生工作的指导与监督，提高工作人员手卫生的依从性。

7.3.1.4 应当采用流动水洗手，宜配备非接触式水龙头。

7.3.1.5 固体肥皂应保持清洁与干燥。盛放皂液的容器宜为一次性使用，重复使用的容器应每周清洁与消毒。

7.3.1.6 应配备干手物品或者设施，避免二次污染。

7.3.1.7 选用的手消毒剂应当符合国家有关规定，宜使用一次性包装。选用的手消毒剂应有良好的接受性，无异味、无刺激性。

7.3.2 手卫生遵循的原则

7.3.2.1 当手部有血液或其他体液等肉眼可见的污染时，应用洗手液和流动水洗手。

7.3.2.2 手部没有肉眼可见污染时，宜使用速干手消毒剂消毒双手代替洗手。

7.3.3 手卫生的指征

7.3.3.1 接触污染物品后，包括回收、清点、清洗污染物品之后。

7.3.3.2 离开污染环境后，包括去污区、洗车间等区域。

7.3.3.3 进入清洁环境前，包括检查包装及灭菌区、无菌物品存放区。

7.3.3.4 接触清洁物品前，包括器械或物品检查、保养、装配、装载等之前。

7.3.3.5 接触无菌物品前，包括卸载、摆放、发放无菌物品前。

7.3.4 洗手方法

7.3.4.1 在流动水下，使双手充分淋湿。

7.3.4.2 取适量洗手液，均匀涂抹至整个手掌、手背、手指和指缝。

7.3.4.3 认真揉搓双手至少 15s，应注意清洗双手所有皮肤，包括指背、指尖和指缝，具体揉搓步骤如下：

7.3.4.3.1 掌心相对，手指并拢，相互揉搓。

7.3.4.3.2 掌心对手背沿指缝相互揉搓，交换进行。

7.3.4.3.3 掌心相对，双手交叉指缝相互揉搓。

7.3.4.3.4 弯曲手指使关节在另一手掌心旋转揉搓，交换进行。

7.3.4.3.5 一手握住另一手大拇指旋转揉搓，交换进行。

7.3.4.3.6 将五个手指尖并拢放在另一个手掌心旋转揉搓，交换进行。

7.3.4.4 在流动水下彻底冲净双手，擦干，取适量护手液护肤。

8. 消毒供应中心人员职业暴露与防护

8.1 基本原则

8.1.1 应根据不同的消毒与灭菌方法，采取适宜的职业防护措施。

8.1.2 在污染诊疗器械、器具及物品的回收、清洗等过程中应预防发生医务人员职业暴露。

8.1.3 手工清洗应严格按照职业防护着装，在液面下刷洗，避免产生气溶胶。

8.1.4 牙科手机注油时应戴口罩和手套，宜使用防喷溅罩，避免气溶胶喷溅。

8.1.5 处理锐利器械和用具，应采取有效防护措施，避免或减少利器伤的发生。

8.2 不同消毒、灭菌方法的防护

8.2.1 热力消毒、灭菌　操作人员接触高温物品和设备时应使用防烫的棉手套，着长袖工装；排除压力蒸汽灭菌器蒸汽泄漏故障时应进行防护，防止皮肤烫伤。

8.2.2 紫外线消毒　应避免紫外线对人体的直接照射，必要时戴防护镜和穿防护服进行防护。

8.2.3 气体化学消毒、灭菌　应预防有毒有害气体对人体的危害，所在环境应通风良好。对环氧乙烷灭菌应严防发生燃烧和爆炸。环氧乙烷、甲醛气体灭菌和臭氧消毒的工作场所，应定期检测空气中化学气体的浓度，并达到国家规定的要求。

8.2.4 液体化学消毒、灭菌　应防止过敏及对皮肤、黏膜的损伤。

8.3 职业暴露的预防与处理

8.3.1 锐器伤

8.3.1.1 发生锐器伤，应立即进行伤口紧急处理，同时报告科室负责人。

8.3.1.1.1 挤：立即在伤口旁轻轻挤压，尽可能挤出损伤处的血液，禁止进行伤口的局部挤压。

8.3.1.1.2 冲：用肥皂液和流动水进行清洗，再用清水反复冲洗伤口。

8.3.1.1.3 消毒：用 75% 乙醇或 0.5% 碘伏进行消毒，按受伤程度包扎伤口。

8.3.1.2 按照针刺伤的处理流程进行相关血液检查并逐级上报。

8.3.1.3 锐器伤处理流程见图 2-8-1。

8.3.2 黏膜暴露

8.3.2.1 口腔黏膜暴露：流动水或生理盐水反复冲洗 15min，严重者至口腔科就诊。

8.3.2.2 眼结膜暴露：用洗眼器或流动水反复冲洗 15min，严重者至眼科就诊。

8.3.2.3 黏膜暴露：须判断暴露源性质并告知科主任或护士长，请专家评估伤口暴露级别。若暴露源不明，进行乙肝系列、HIV、梅毒等检测；若暴露源明确，进行相应的暴露源血液检测，根据检测结果决定是否预防用药。若需要用药，尽量在短时间内服用高效价免疫球蛋白、病毒阻断类药物，填写职业暴露个案登记表，上报医院感染管理科，由医院上报所在地疾病预防控制中心。

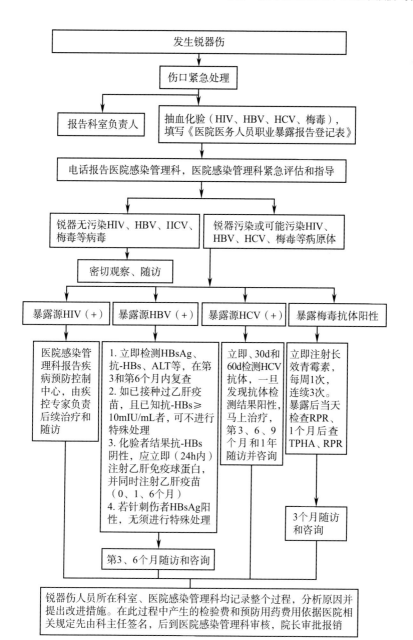

图 2-8-1 锐器伤处理流程图

8.3.2.4 黏膜暴露处理流程见图 2-8-2。

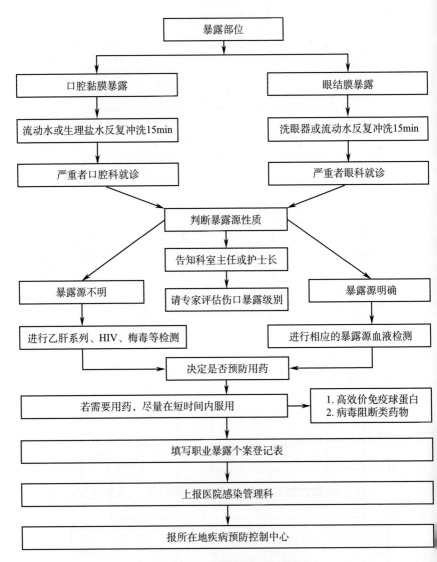

图 2-8-2　黏膜暴露处理流程图

8.3.3 化学灼伤

8.3.3.1 在接触化学消毒剂，或在环氧乙烷、过氧化氢、蒸汽甲醛等化学低温灭菌操作时，应使用防护用具，如佩戴口罩或手套。

8.3.3.2 化学消毒剂灼伤皮肤或黏膜，应及时用冷水冲洗灼伤部位，必要时就医处理。

8.3.4 烫伤

8.3.4.1 在使用高温设备设施时，应着长袖工作服，取出煮沸消毒机内物品、卸载高温灭菌物品时应佩戴防烫手套，避免造成烫伤。

8.3.4.2 工作区域应配备烫伤药物，以备人员烫伤时使用。

8.3.5 跌倒

8.3.5.1 改善工作区域地面湿滑问题；若有无法解决的地面湿滑问题，应粘贴警示标志，定时清洁，尽可能确保地面干燥。

8.3.5.2 工作人员应着防滑专用鞋，避免人员发生跌倒意外。

8.3.6 噪声

8.3.6.1 工作场所环境噪声超过国家规定的接触限值时，工作人员宜佩戴耳塞或使用隔音设备。

8.3.6.2 设备设施机械活动部件定期润滑，减少金属物品间的相互碰撞。

8.3.6.3 对于产生较大噪声的设备设施，如空压机、灭菌器、压力气枪、超声清洗器等，宜采取降噪措施。

8.3.7 棉尘吸入

8.3.7.1 敷料间应设立在相对独立的空间。

8.3.7.2 空气净化装置应定时更换滤网。

8.3.7.3 宜使用低纤维絮敷料。

8.3.8 运动性损伤

8.3.8.1 工作中通过对物品的重量评估，采取正确的搬运方式。

8.3.8.2 根据身体力学原理，运用正确的提、推、拉、伸等技巧和姿势提取重物。

8.3.8.3 搬运、移动重物时应注意运动幅度，避免用力过度及长时间处于某种不平衡的体位，防止腰部扭伤或肢体肌肉拉伤。

第三篇

消毒供应中心建筑布局及要求

1. 概述

医院消毒供应中心的新建、扩建和改建，应遵循医院感染预防与控制的原则，遵守国家法律法规对医院建筑和职业防护的相关要求，并进行充分论证。建筑布局和设计应满足重复使用医疗器械、器具和物品的回收、清洗、消毒、包装、灭菌、储存和运送等流程的功能需要，通风、采光、节能，并兼顾未来消毒供应中心的任务、规模和发展的需求。

2. 术语定义

2.1 物理屏障（physical barriers）

在消毒供应中心区域间采用双扉式全自动清洗消毒器、干燥柜、压力蒸汽灭菌器等设备和 / 或耐腐蚀、易清洁的实体材料作为工作区域之间的实际隔断，进行空间分隔和气流控制。

2.2 蒸汽供应系统（steam supply system）

蒸汽供应系统主要由供水系统、洁净蒸汽发生器及管道输送系统等组成，将产生的饱和蒸汽供应至使用设备。

3. 消毒供应中心建筑布局设计

3.1 选址要求

3.1.1 消毒供应中心的建筑位置宜位于医疗中心区域，宜接近手术部（室）、产房和临床科室。

3.1.2 消毒供应中心不宜建在地下室或半地下室。对于已建在地下室或半地下室的消毒供应中心，应确保消毒供应中心工作区域温度、相对湿度、机械通风换气次数及新风量符合行业标准和规范要求。

3.1.3 消毒供应中心宜与手术部（室）之间有洁、污物品直接传递的专用通道或专用电梯。

3.2 规模及预算要求

3.2.1 医院应将消毒供应中心纳入本机构的建设规划，建设规划应充分论证。

3.2.2 应在主管院长或直接主管部门的协调下，由护理部、医院感染管理、物资采供、设备管理、后勤管理等部门共同对消毒供应中心新建、改建、扩建的规划设计方案与设备设施的配置等进行审议和相关论证，保障消毒供应中心建设的顺利进行。

3.2.3 消毒供应中心的规模应与医院的级别、与消毒供应中心承担的清洗、消毒及灭菌工作量相适应，应考虑医院性质、科室设置、门诊量、实际收治人数、手术量，以及相关技术要求等。

3.2.4 在满足医院现有工作任务的同时，兼顾现代消毒供应中心的发展趋势和医院未来的发展规划。

3.2.5 在规划建设期间，应进行项目成本预算及管理，包括建设成本、装修成本和设备设施成本预算。

3.2.6 采用其他医院或医疗消毒供应中心提供消毒灭菌服务的医院，应根据本机构的业务合理规划设计建筑面积，满足器械、器具及物品周转量、回收物品的暂存、无菌物品的发放及转运设施工具的清洗、消毒和存放等需求。

3.3 设计及卫生学要求

3.3.1 应结合消毒供应中心专科特点及工作流程进行设计和规划，并细化平面布局、流程设计、基础设施配置等，各工作区域之间应设屏障隔离，洁污严格分开。

3.3.2 医院消毒供应中心建筑布局应分为辅助区域和工作区域。

3.3.2.1 辅助区域：包括工作人员更衣室、值班室、办公室、休息室、卫生间、洁具间、设备和辅助设施用房等。

3.3.2.2 工作区域：包括去污区、检查包装及灭菌区和无菌物品存放区。其中，检查包装及灭菌区和无菌物品存放区为清洁区。

3.3.3 消毒供应中心应设置人员入口、污染物品接收入口、清洁物品接收入口、无菌物品发放出口。

3.3.4 物品流向应采取单向流，由污到洁，不交叉、不逆流。

3.3.5 气流向由洁到污，采用机械通风的CSSD，各区域之间应保持有序压差梯度，去污区保持相对负压，检查包装及灭菌区保持相对正压。

3.3.6 去污区、检查包装及灭菌区和无菌物品存放区之间应设物理屏障。对污染物品和清洁/无菌物品分别设置污染物品通道和清洁物品通道。

3.3.7 去污区与检查包装及灭菌区之间设物品传递通道，用于去污后的物品进入检查包装及灭菌区。检查包装及灭菌区与外走廊设物品传递通道，用于接收清洁物品等。物品传递窗的位置，应方便物品传递及符合人体力学。

3.3.8 去污区和检查包装及灭菌区，应分别设置人员出入缓冲间（带）。缓冲间（带）应设洗手设施，采用非手触式水龙头开关。无菌物品存放区内不应设洗手池。去污区、检查包装及灭菌区设专用洁具间的，应采用封闭式的设计。

3.3.9 应根据 WS 310—2016 对外来医疗器械的管理要求设置专门的交接区域。

3.3.10 应根据 WS 507—2016 管理规范对软式内镜集中式再处理设置专用、足够面积的处理区域。

3.3.11 突发原因不明的传染病病原体污染的器械、器具和物品的处理区域设置应依据国家相关行业规范及指引严格执行。

3.3.12 检查包装区应设独立的敷料制备或包装间。

3.3.13 应在各区域入口处或醒目位置设置区域标识；根据工作需要可在区域内设置提示标识。

3.3.14 应按消防要求配备灭火装置，并有明显的标识和消防逃生路线指引图。消防通道应畅通无阻。

3.3.15 采用院外服务的 CSSD 布局要求　应分别设置污染器械收集暂存间及灭菌物品交接发放间，以及相应的运输工具、容器清洗消毒存放间等，各自相对独立。

3.3.16 采用轨道运输的 CSSD 可在去污区和无菌物品存放区分别设置污、洁转运站点，严格区分污、洁物品转运箱，转运箱每次用后及时清洗、消毒。

4. 消毒供应中心建筑材料

4.1 地面

4.1.1 地面应选用防滑、耐磨、耐腐蚀、易清洗的材料。水处理间、洗车间等用水较多的房间，宜采用防水性能好的材料。

4.1.2 地面应做防水处理。地面要求平整，同时便于污水排放。

4.1.3 去污区、洗车间、洁具间及卫生间等，均须设置地漏，地漏应采用防反溢式。

4.2 墙面

4.2.1 墙面宜表面光滑、易清洁、不落尘、无裂隙；选择具有防火、降噪、保温、环保及安全等基本特性的材料。清洗区、洗车间、水处理间等墙面应采用防水材料。

4.2.2 在接缝处，应采用抗老化的阻燃材料密封。

4.2.3 墙面与地面衔接处应为阴角，采用弧形设计。

4.3 天花板

天花板宜选用表面光滑、缝隙少、不易发霉及隔热、降噪的材料。

4.4 门窗

4.4.1 门窗采用密封性能好，不易锈蚀的铝合金、塑钢及玻璃材料。

4.4.2 门窗结构宜简单，表面光滑，易清洁。可加装防撞带。

4.4.3 工作区域的门可采用自动感应门或安装自闭器。

4.4.4 门和墙面可加装不可开启的透光可视窗（墙）。

5. 消毒供应中心配套设施设计

5.1 供电系统要求

5.1.1 应根据消毒供应中心的发展规划和设备需求配备供电，预留一定的电容量。

5.1.2 应配置 220V 和 380V 电压等级供电。应根据设备使用说明书或指导手册予以配置，电压、电量应能满足设备需要。

5.1.3 功率较大的设备应单独设置电源箱，如全自动清洗消毒器、压力蒸汽灭菌器等。

5.1.4 大型设备有特殊要求的，应使用独立带保护的电源，建议采用双路供电，以保证设备在运行时处于不间断的状态。

5.1.5 配备通信网络系统、信息网络系统、广播系统、有线电视系统、视频安防监控系统、火灾自动报警系统、出入口控制系统等。

5.1.6 供电系统安装要求

5.1.6.1 铺设线管：按平面布局图的要求布线和预留接口。

5.1.6.2 工作区域的每个工作点位应至少配置一个的电源及网络端口，以满足工作需求。

5.1.6.3 电源箱和开关宜暗装，应有明确标识或颜色管理。电源箱应在设备附近，并与设备有一定的空间，方便设备的维修与定期检查。

5.1.6.4 电源插座应采用防水安全型。

5.1.6.5 电源应设有接地系统、漏电保护装置。电源线不应外露。

5.2 照明系统要求

5.2.1 照明设计应符合 GB 50034《建筑照明设计标准》的有关规定，且应满足绿色照明的要求。

5.2.2 照明灯应为嵌入式或吸顶式结构，便于防尘与清洁。照明光源应充足。

5.2.3 消毒供应中心各工作区域照明应符合 WS 310.1 的要求。

5.3 环境要求

5.3.1 采取适宜的空气净化及温度控制措施，使其室内质量符合国家相应标准的要求。

5.3.2 消毒供应中心工作区域温度、相对湿度、机械通风的换气次数应符合 WS 310.1 的要求，见表 3-5-1。

5.3.3 如采用机械通风，内部气流采取"上送下排"方式。去污区可设置独立局部排风系统，处于相对负压的状态。

5.3.4 软式内镜清洗消毒室应保持通风良好，如采用机械通风，宜换气次数≥ 10 次 /h，最小新风量达到 2 次 /h。

5.3.5 清洗消毒器、压力蒸汽灭菌器安装区及蒸汽制备间或管道间宜采用机械排风或空调等降温处理，其气流形式为"下送上排"，设备间内部温度宜控制在 40℃以下，减少对周围区域空调负荷的影响。

5.3.6 清洗、消毒、灭菌设备间及两侧装卸载区域宜设置局部排风，排出湿热蒸汽。

5.3.7 低温灭菌间内应设置排风系统。环氧乙烷灭菌器应设有专门的排气管道系统，排气管道应为不通透环氧乙烷的材料如铜管等，垂直部分长度超过 3m 时应加装集水器。排气管应导至室外，并于出口处反转向下；距排气口 7.6m 范围内不应有易燃易爆物和建筑物的入风口如门或窗；排气管不应有凹陷或回圈。

表 3-5-1 **工作区域温度、湿度、机械通风换气次数要求**

工作区域	温度 /℃	相对湿度 /%	换气次数 /(次·h^{-1})
去污区	16 ~ 21	30 ~ 60	≥ 10
检查包装及灭菌区	20 ~ 23	30 ~ 60	≥ 10
无菌物品存放区	低于 24	低于 70	4 ~ 10

5.4 供水与排水系统要求

5.4.1 水应能满足清洗及设备的需要，水包括自来水、热水、软水、经纯化的水。

5.4.1.1 自来水水质应符合 GB 5749 的规定；终末漂洗用水、湿热消毒用水的电导率 ≤ 15μS/cm（25℃）；压力蒸汽灭菌器蒸汽供水应符合 WS 310.1 附录 B 的要求。

5.4.1.2 水处理设备设施应设置在独立的房间，其供水量及供水压力应满足清洗及灭菌工作的需求，并兼顾未来发展规划需要。

5.4.2 供水系统的管路材质应根据需要确定，符合国家现行有关标准。

5.4.3 去污区手工清洗槽均应配备冷水、热水、经纯化的水等专用供水管道。

5.4.4 所有用水设备设施均应有相应的排水管，排水管道的管径及材质应满足设备设施的排水需求，高温排水应采用耐高温的排水管材。

5.4.5 去污区、洗车间、水处理间等应安装防反溢地漏。无菌物品存放区和检查包装灭菌区不应设置地漏。

5.5 蒸汽供应系统要求

5.5.1 蒸汽供应系统主要包括供水系统、洁净蒸汽发生器及管道输送系统等。

5.5.2 蒸汽供应系统应根据设备现场配置合理的减压阀组、管道过滤器、安全阀及低位疏水装置等配套阀件。

5.5.3 蒸汽供应系统管材的选择须满足相应标准的要求。

5.5.3.1 洁净蒸汽管道采用不锈钢无缝钢管，符合 GB/T 14976—2012 的有关规定，材质为 SS316L 的不锈钢。

5.5.3.2 工业蒸汽管道、冷凝水管道和排污管道采用无缝钢管，符合 GB/T 8163—2018 的有关规定。

5.5.3.3 管件材质同管道材质，符合 GB/T 12459—2017 的有关规定。

5.5.4 蒸汽输送系统的管道应隔热保温。

6. 消毒供应中心区域设置与功能要求

6.1 工作区域基本设置与功能要求

6.1.1 去污区应考虑清洗消毒器械、器具及物品的种类、数量，以及设备设施的配置、设置区域及功能。

6.1.1.1 接收清点检查区根据接收物品的种类设立操作台，宜配备信息采集设备。

6.1.1.2 外来医疗器械接收宜靠近去污区接收操作台。

6.1.1.3 手工清洗区应根据手工清洗流程设立清洗池。清洗池的数量应根据医院实际工作量来设定。

6.1.1.4 特殊污染器械处理区（间），按感染管理要求控制污染源传播进行设置，要有标识且便于防护工具的存放。

6.1.1.5 机械清洗消毒设备区，应考虑清洗机的数量、重量和地面承重能力，应有配套的排风管道、中央蒸汽管道、蒸汽发生器的位置。

6.1.1.6 设置传递窗，传递窗应双门互锁，尺寸以最大清洗架为准。

6.1.1.7 根据清洗架的数量设置清洗架存放区，方便清洗架的存放和取用。

6.1.1.8 去污区的洁具间应封闭设置，设清洁工具存放区及清洗池等。

6.1.1.9 大型清洗消毒器的设置应考虑地面的承重能力以及热水排放管道。

6.1.1.10 回收车清洗间的面积应根据回收车的尺寸、数量和清洗方式进行规划，有良好排风和排水；存放间应靠近污梯和污车清洗间。

6.1.1.11 水处理间应尽量靠近使用设备，应预留足够空间放置设备，包括软水和纯水处理机、热水器等。

6.1.1.12 压缩空气气体管道不得有焊缝，套管与气体管道之间应采用不燃材料填实；压缩空气管道承压为 1.0MPa，温度为 50℃；如使用独立空气压缩机，应隔离噪声，洁净度符合要求。

6.1.1.13 使用清洗剂中央供给系统的，应符合清洗剂、润滑剂的存放要求。

6.1.2 检查包装灭菌区应根据包装的器械、器具及物品的种类、数量以及设备设施的配置设置区域及功能。

6.1.2.1 根据检查包装的器械、器具及物品的种类、数量设置吊塔和工作台，并相应配备信息采集设备，应设置独立的敷料包装间。

6.1.2.2 工作台的照明、材质、面积及高度符合要求。

6.1.2.3 压力蒸汽灭菌区应考虑灭菌器的数量、重量和地面的承重能力，应有配套的排风管道、中央蒸汽管道、蒸汽发生器的位置。

6.1.2.4 低温灭菌区宜配置环氧乙烷灭菌、过氧化氢低温等离子体灭菌、低温蒸汽甲醛灭菌相应的环境有害气体浓度超标报警器，环氧乙烷灭菌、低温蒸汽甲醛灭菌应根据厂家要求设独立间及专用的排气或排水管路。

6.1.2.5 清洁区的洁具间应封闭设置，设清洁工具存放区域及清洗池等。

6.1.2.6 设清洁物品及清洗消毒后外来医疗器械交接通道。

6.1.2.7 设质量监测区域（室），内部温度、湿度及照明应符合规范要求。

6.1.3 无菌物品储存与发放区应根据存储与发放器械、器具及物品的种类、数量设置区域及功能。

6.1.3.1 无菌物品发放区设发放工作台，配备信息采集设备。

6.1.3.2 设置压力蒸汽灭菌物品冷却区域。

6.1.3.3 无菌物品存放架（柜）应与一次性无菌物品存放架（柜）分开。

6.2 辅助区域基本设置与功能要求

6.2.1 浴室、卫生间应设置排风装置，地面使用防滑瓷砖，厕所应设脚踏式或感应式冲水装置。

6.2.2 洗手区应用无溢流口的洗手盆、非手接触水龙头、洗手液分配器、擦手纸装置。

6.2.3 工作人员入口区宜安装门禁，设有电话、鞋柜、外出服衣柜、个人防护用品存放柜、镜子、脚踏式垃圾桶、科室整体布局图等。

6.2.4 设立男、女更衣室，更衣室应便于通往工作区域，面积适合使用。

6.2.5 宜设值班室满足夜班需求。

6.2.6 设有存放一次性无菌物品、常用耗材、清洁敷料等的库房。

6.2.7 辅助区域的洁具间宜单独设置。

7. 消毒供应中心物流通道布局与要求

7.1 消毒供应中心内部物流通道布局与要求

7.1.1 应整体设计去污区接收区域的布局与物流通道。

7.1.2 接收区域外部设有各种类型污染物品转运车的通道。

7.1.3 去污区应设手工清洗和机械清洗装载物流通道。机械清洗根据清洗消毒器的要求设置人工或自动装载物流通道。

7.1.4 检查包装及灭菌区应设清洗消毒器的卸载物流通道，根据清洗消毒器的要求设置人工或自动卸载物流通道。

7.1.5 检查包装及灭菌区从清洗消毒卸载区域到检查包装工作台，再至灭菌区的布局与物流通道，应按工作流程、物流效率与省力的原则设计。

7.1.6 应根据灭菌器的要求设置人工或自动装载和卸载物流通道。

7.1.7 物流通道采用物品传送带运输或智能型运输系统的，应根据要求布局和设置通道。

7.2 消毒供应中心外部物流通道布局与要求

7.2.1 消毒供应中心污染物品及清洁物品的物流通道应与医院的污物通道和清洁通道整体布局匹配。

7.2.2 物流通道采用电梯方式的，污梯应接近或在去污区，洁梯应接近或在无菌物品存放区。

7.2.3 物流通道采用气动或轨道式自动化物流传输系统的，应根据厂家要求布局。

第四篇

消毒供应中心
设备设施及要求

1. 概述

医院应根据 CSSD 的规模、任务及工作量，合理配置清洗、消毒及灭菌等设备及配套设施。设备设施应符合国家相关规定。CSSD 应加强清洗、消毒及灭菌设备设施的维护、保养与管理，定期对设备进行性能监测，保障其安全运行，从而提高工作效率，满足临床工作需求，预防医院感染发生，保证患者安全。

2. 术语定义

2.1 水处理系统（water treatment system）

水处理系统由预处理系统、反渗透装置、控制系统及输送系统等组成。通过采用预处理、反渗透等技术，去除水中离子及有机物等，使水质符合使用标准要求。

2.2 医用蒸汽发生器（medical steam generators）

医用蒸汽发生器是指采用电加热或蒸汽加热产生的蒸汽供医用设备使用的、独立控制的、外置的设备，工作压力不大于 0.8MPa。

2.3 软式内镜工作站（flexible endoscope workstation）

软式内镜工作站用于对软式内镜进行手工清洗，并可以使用化学消毒剂进行消毒的设备设施。软式内镜工作站应至少由清洗槽、漂洗槽、消毒槽、终末漂洗槽、干燥台组成。

2.4 清洗消毒器（washer-disinfector）

清洗消毒器是指用于清洗消毒诊疗器械、器具和物品的设备。

2.5 负压清洗（消毒）器（negative pressure washer-disinfector）

负压清洗（消毒）器是指利用真空泵降低清洗舱内的压力，使水在较低温度沸腾而进行清洗（湿热消毒）的设备。

2.6 内镜清洗消毒器（endoscope washer-disinfector）

内镜清洗消毒器是指使用化学消毒方式对软式内镜进行清洗和消毒的自动化设备。

2.7 酸性氧化电位水生成器（acidic electrolyzed oxidizing water generator）

酸性氧化电位水生成器是指利用有隔膜式电解槽将氯化钠水溶液电解，在阳极侧生成具有低浓度有效氯、高氧化还原电位的酸性水溶液的装置。

2.8 大型蒸汽灭菌器（large steam sterilizer）

大型蒸汽灭菌器是指可以装载一个或者多个灭菌单元，容积大于 60L 的压力蒸汽灭菌器。

2.9 小型蒸汽灭菌器（small steam sterilizer）

小型蒸汽灭菌器是指容积小于 60L 的压力蒸汽灭菌器。

2.10 过氧化氢气体等离子体低温灭菌器（low-temperature hydrogen peroxide gas plasma sterilizer）

过氧化氢气体等离子体低温灭菌器是指在 60℃下，用过氧化氢气体进行灭菌，并用等离子分解残留过氧化氢的装置。

2.11 低温蒸汽甲醛灭菌器（low temperature steam and formaldehyde sterilizer）

低温蒸汽甲醛灭菌器是指利用低温蒸汽和甲醛混合气体对

不耐热医疗器械物品进行灭菌的装置。

3. 设备设施管理要求

3.1 基本原则

3.1.1 医院应根据 CSSD 的规模、任务及工作量，合理配置清洗消毒器、灭菌器等设备及配套设施。设备设施应符合国家相关规定。

3.1.2 设备设施的安装、使用、维护保养与性能检测，应遵循生产厂家的使用说明书或指导手册，并符合医院感染管理及工作流程要求。

3.2 基本要求

3.2.1 CSSD 应建立设备设施安全管理及维护保养制度，正确处置设备设施突发应急故障。

3.2.2 应根据设备使用说明书或指导手册进行安装、调试及性能监测，符合相关要求后，方可使用。

3.2.3 操作人员应经专业培训，熟悉常见设备设施的工作原理及主要结构，正确掌握设备设施操作规程。

3.2.4 设备运行中，观察及确认设备运行状况及运行参数。

3.2.5 应遵循设备生产厂家使用说明或指导手册对清洗消毒器、包装器及灭菌器等设备定期进行日常清洁和检查、预防性维护与保养。

3.2.6 应每年遵循生产厂家的使用说明或指导手册对清洗消毒器、封口机、压力蒸汽灭菌器、干热灭菌器及低温灭菌器等设备定期进行检测，检测结果应符合要求。

3.2.7 应对清洗消毒器、包装器及灭菌器等设备运行、质量监测、维护保养、定期检测等过程进行记录。记录应具有可追溯性。

4. 工作介质设备设施

4.1 水处理系统

4.1.1 适用范围　适用于医院 CSSD 制备清洗用水、湿热消毒用水及灭菌蒸汽供给用水等。

4.1.2 常用的水处理工艺包括过滤法、离子交换法、反渗透等方法。

4.1.3 工作原理

4.1.3.1 过滤技术：过滤液体中无机物、微生物及颗粒等杂质。

4.1.3.2 离子交换技术：将水中的 Ca^{2+}、Mg^{2+} 与树脂上的 Na^+ 进行交换，将原水中的钙、镁离子去除，从而达到降低水质硬度的目的。

4.1.3.3 反渗透技术：去除原水中的无机物、微生物及有机物等杂质，达到分离、提取、纯化和浓缩的目的。

4.1.4 水质参数要求

4.1.4.1 自来水水质应符合 GB 5749 的规定。

4.1.4.2 软水硬度应 < 3.0mmol/L，氯化物含量宜 ≤ 100mg/L，pH 为 6.5 ~ 7.5。

4.1.4.3 终末漂洗用水的电导率应 ≤ 15μS/cm（25℃）。

4.1.4.4 湿热消毒应采用经纯化的水，电导率 ≤ 15μS/cm（25℃）。

4.1.4.5 压力蒸汽灭菌器供给水符合 WS 310.1 附录 B 的要求，电导率 ≤ 5μS/cm（25℃）。

4.1.5 日常检查

4.1.5.1 设备电源、显示屏参数应正常，管路无漏水。

4.1.5.2 水的电导率应符合要求。

4.1.5.3 检查盐水箱的水量及固态盐量。

4.1.5.4 设备外表面、盐水箱内壁应保持清洁。

4.1.6 定期维护保养

4.1.6.1 遵循设备生产厂家使用说明书或指导手册进行定期维护。

4.1.6.2 定期更换过滤器的滤芯、滤料及反渗透膜。

4.1.6.3 定期清洗消毒储水箱。

4.2 蒸汽供给系统

4.2.1 适用范围　适用于为医院 CSSD 清洗、消毒及灭菌设备提供能源及工作介质。

4.2.2 分类　蒸汽供给系统主要包括蒸汽发生器、供水系统及管道输送系统等。按产生蒸汽的方式，分为外源性蒸汽供给系统和内源性蒸汽供给系统。

4.2.3 工作原理　电加热蒸汽发生器是通过电热元件，加热密闭容器内的水产生高压蒸汽；纯蒸汽发生器是利用双级反渗透水通过泵进入蒸馏塔的管程，与进入壳程的蒸汽进行换热，双级水蒸发后，通过汽水分离器分离，生成纯蒸汽。

4.2.4 日常检查

4.2.4.1 设备运行前，设备外观、结构、管道及阀门应正常，水压、电压、蒸汽压等符合正常工作条件。如外源性蒸汽供给系统须排放冷凝水。

4.2.4.2 蒸汽发生器控制和调节机构应灵活可靠，紧固件应无松动，仪表指示灯应正常，记录装置应完好。检查有无缺水、超压等异常警示信号。

4.2.4.3 蒸汽发生器工作时，应查看加热装置周围有无可见水滴或蒸汽。蒸汽发生器在最高额定工作压力下，各部件应无渗漏。

4.2.4.4 发现异常，应及时切断总电源，排除故障。

4.2.5 定期维护保养

4.2.5.1 遵循设备生产厂家使用说明书或指导手册进行定期维护保养。

4.2.5.2 定期检查电磁阀、控制器等，清理蒸汽发生器的过滤器及疏水阀等部件。

4.2.5.3 定期检查安全阀的功能。

4.2.6 性能检测

4.2.6.1 定期检测蒸汽质量，压力蒸汽灭菌蒸汽冷凝物质量指标应符合 WS 310.1 附录 B 的要求。

4.2.6.2 蒸汽发生器最高工作压力值应不大于 0.8MPa。

4.2.6.3 压力表、安全阀应定期由质量技术监督部门进行检定。压力表的检定周期不超过半年；安全阀每年至少应检验一次。

4.3 医用空气压缩机

4.3.1 适用范围　适用于为医院 CSSD 提供洁净压缩空气，主要用于诊疗器械、器具和物品的干燥及驱动特定设备的工作动力能源。

4.3.2 分类　按润滑方式，医用空气压缩机分为无油空气压缩机和油润滑空气压缩机。CSSD 压缩空气的供给方式包括机组管道与单机供应。

4.3.3 工作原理　利用机械能转化为气体压力能的方式，达到压缩空气的目的，并对压缩空气进行冷却、过滤、干燥等处理。

4.3.4 日常检查　管道、阀门无漏气，仪表指示正常。

4.3.5 定期维护保养

4.3.5.1 定期检查电源线、电器元件及设备各部件，并清洁。

4.3.5.2 定期检查压缩空气过滤系统，根据需要更换滤芯。

4.3.6 性能检测

4.3.6.1 应遵循生产厂家使用说明书进行定期检测。

4.3.6.2 空气过滤器应安装在减压装置的进气侧。应设置不少于两级的空气过滤器，每级过滤器均应有备用。系统的过滤精度不应低于 $0.01\mu m$，过滤效率应大于 99.9%。

4.3.6.3 细菌过滤器可在过滤系统的末级设置，并应设有同等流量的备用件。过滤精度为 $0.01\sim0.1\mu m$，过滤效率应大于 99.995%。

5. 清洗消毒设备设施

5.1 手工清洗消毒设备设施

5.1.1 清洗槽

5.1.1.1 适用范围：用于诊疗器械、器具和物品的手工清洗。

5.1.1.2 功能要求：清洗槽台面应耐腐蚀，表面光滑，无死角。设有冷水接口、热水接口、防溢口、容量标识等，排水口设有精细排水滤网，并配置压力水枪及压力气枪等用具。

5.1.1.3 日常检查：使用前，应检查清洗槽、管路及相关部件有无渗漏。使用后，应及时清洁消毒。

5.1.1.4 定期维护保养：应定期对清洗槽、管路及相关部件进行维护。

5.1.2 清洗刷

5.1.2.1 适用范围：用于诊疗器械、器具和物品的手工刷洗。

5.1.2.2 功能要求：清洗刷材质应耐湿热、不落絮/颗粒、不脱色；应配备各型号的清洗刷；管腔器械应选择与管腔直径、长度相适宜的清洗刷。

5.1.2.3 日常检查：使用前，应检查清洗刷是否清洁、刷毛有无损坏、刷杆有无锈蚀。使用后，应及时清洁消毒。

5.1.3 压力水枪

5.1.3.1 适用范围：压力水枪适用于能够浸泡且有管腔或缝隙结构的医疗器械的手工冲洗。

5.1.3.2 功能要求：压力水枪接头应与器械管腔直径相匹配。应按照器械使用说明书的要求，选择水枪的压力。

5.1.3.3 日常检查：使用前，应检查压力水枪喷头、操作手柄及连接线有无漏水。检查压力水枪的进水流量，喷头应无堵塞。使用后，应及时清洁消毒。

5.1.3.4 定期维护：应定期对压力水枪相关部件进行维护。

5.1.4 喷溅防护罩

5.1.4.1 适用范围：适用于手工刷洗时，保护医务人员避免接触喷溅的液体和气溶胶污染。

5.1.4.2 日常检查

5.1.4.2.1 使用前，应检查防护罩，防护罩应清洁、透明，不影响视线及正常操作。

5.1.4.2.2 若配有电动升降及排风装置，检查防护罩的升降、排风功能是否完好。

5.1.4.2.3 使用后，应及时清洁消毒。

5.1.4.3 定期维护保养：定期对电动升降、排风装置等部件进行清洁维护。

5.1.5 内镜清洗工作站

5.1.5.1 适用范围：适用于医疗机构内镜手工清洗消毒。

5.1.5.2 日常检查：根据 WS 507 要求，应对高水平消毒的软式内镜水质定期进行检测，细菌总数 ≤ 10CFU/100mL，终末漂洗用无菌水。

5.1.5.3 定期维护保养

5.1.5.3.1 应定期对设备内部管道进行清洁消毒。

5.1.5.3.2 应定期更换水过滤滤芯及空气过滤滤芯。

5.1.6 酸性氧化电位水生成器

5.1.6.1 适用范围：适用于手工清洗后不锈钢和其他非金属材质诊疗器械、器具和物品的消毒。

5.1.6.2 工作原理：利用有隔膜式电解槽，将混有一定比例氯化钠和经软化处理的自来水电解，在阳极侧生成具有低浓度有效氯、高氧化还原电位的酸性水溶液，冲洗或浸泡待消毒物品，达到消毒目的。

5.1.6.3 日常检查

5.1.6.3.1 设备运行前，检查水、电等是否符合正常工作条件要求。

5.1.6.3.2 检查输送管路、储存容器，应无腐蚀及渗漏。

5.1.6.3.3 设备运行中，设备运行状况及运行参数应符合要求，并记录。

5.1.6.3.4 设备运行结束，清洁设备外部及管路。

5.1.6.4 定期维护保养

5.1.6.4.1 定期对过滤器、主机入水口处的部件进行清洁维护。

5.1.6.4.2 定期使用酸性电解水冲洗碱性电解水配管，去除水碱。

5.1.6.4.3 检查电解槽使用时间，根据需要定期更换。

5.1.6.5 性能检测

5.1.6.5.1 应遵循生产厂家使用说明书或指导手册定期进行检测。

5.1.6.5.2 酸性氧化电位水主要有效成分指标，应符合 WS 310.2 附录 C 的要求。

5.2 机械清洗消毒设备设施

5.2.1 超声清洗器

5.2.1.1 适用范围：适用于管腔及结构复杂器械的清洗，宜与手工清洗或清洗消毒器联合应用。

5.2.1.2 分类：超声清洗器按使用频率可分为单频和多频。

5.2.1.3 工作原理：利用超声波发生器发出的高频振荡讯号，通过换能器转换成高频机械振荡而传播到清洗液体介质中，产生传递时特有的"空化效应"物理作用。"空化效应"形成的微观强烈冲击波和高速射流可作用于被清洗物体的表面，从而使污物迅速粉碎、剥离，达到清洗目的。

5.2.1.4 日常检查

5.2.1.4.1 设备运行前，检查电源、水源及清洗水量等，应符合工作条件要求。

5.2.1.4.2 设备运行中，观察其运行，应无异常振动和噪声，显示屏参数应正常。

5.2.1.4.3 设备运行结束，清洁设备内外及排水过滤网。清洁时不应使用研磨性清洗用具。

5.2.1.5 定期维护保养：应定期检查电路部件，保证功能完好。

5.2.1.6 性能检测

5.2.1.6.1 应遵循生产厂家使用说明书或指导手册定期进行检测。

5.2.1.6.2 定期对超声清洗效果进行检测，结果应符合要求，并记录。

5.2.2 清洗消毒器

5.2.2.1 适用范围：适用于耐湿、耐热的诊疗器械、器具和物品的清洗消毒。

5.2.2.2 分类：按结构类型，可分为单舱、多舱及大型清洗消毒器。

5.2.2.3 工作原理：以水为工作介质，通过循环泵及加热组件将清洗舱内的水加热。通过旋转臂将加热的水喷射到待清洗的器械物品表面，设备自动加入医用清洗剂，对器械物品上的污染物进行分解，达到清洗目的。清洗消毒器有加热功能，对清洗后的器械、物品进行湿热消毒。通过自动抽取医用润滑剂，对清洗消毒后的器械、物品进行保养。最后，通过干燥系统将过滤后的热空气注入清洗舱内，对器械、物品进行干燥。

5.2.2.4 日常检查

5.2.2.4.1 设备运行前，应检查水、电、蒸汽、压缩空气是否符合工作条件，医用清洗剂的储量应充足。

5.2.2.4.2 舱门开启应达到设定位置，密封圈完整，旋转臂转动灵活，喷淋孔无堵塞，清洗架进出轨道无阻碍，进水口衔接紧密。

5.2.2.4.3 应检查设备的清洁状况，包括设备的内舱壁、排水网筛、排水槽、清洗架和清洗旋转臂等。

5.2.2.4.4 根据器械类型使用专用清洗架和配件进行装载；装载结束后，应检查清洗旋转臂转动情况，不应受到器械、器具和物品的阻碍。

5.2.2.4.5 设备运行中，设备运行状况及运行参数应符合要求，并记录。

5.2.2.4.6 设备运行结束，应对物理参数进行确认，舱内应无残留器械及配件。

5.2.2.5 定期维护保养

5.2.2.5.1 定期检查连接管路、计量泵吸液管路，应无老化。

5.2.2.5.2 检查清洗架、转运车和清洗消毒器舱体的对接口，应准确稳固连接。

5.2.2.5.3 检查管路和阀门，根据需要紧固连接处。

5.2.2.6 性能检测

5.2.2.6.1 应遵循生产厂家使用说明书或指导手册定期进行检测。

5.2.2.6.2 定期对清洗消毒器运行程序的参数如水压、消毒温度和时间进行检测，检测结果应符合要求，并记录。

5.2.2.6.3 定期检查医用清洗剂、润滑剂的用量和导入时间，应准确。

5.2.3 负压清洗（消毒）器

5.2.3.1 适用范围：适用于耐压力的管腔器械、精密器械、结构复杂类器械等清洗消毒。

5.2.3.2 分类：分为具备消毒功能的负压清洗（消毒）器和不具备消毒功能的负压清洗（消毒）器。

5.2.3.3 工作原理：利用水的"压力降低、沸点降低"的特性，通过气相脉动与液相脉动对器械、物品的内外表面进行清洗。并可将清洗舱内的水加热，对清洗后的器械、物品进行湿热消毒。

5.2.3.4 日常检查

5.2.3.4.1 设备运行前，检查水、电、压缩空气等是否符合正常工作条件要求。

5.2.3.4.2 舱门开启应达到设定位置，密封圈完整，管路无堵塞，清洗剂的配制量应符合要求。

5.2.3.4.3 设备运行中，设备运行状况及运行参数应符合要求，并记录。

5.2.3.4.4 设备运行结束，应对物理参数进行确认，舱内应无残留器械及配件。

5.2.3.5 定期维护保养

5.2.3.5.1 每月应检查并清洁门密封圈，必要时更换。

5.2.3.5.2 定期清理进水过滤器，更换空气过滤器。

5.2.3.5.3 定期检查连接管路、计量泵吸液管路，应无老化。

5.2.3.6 性能检测

5.2.3.6.1 应遵循生产厂家使用说明书或指导手册定期进行检测。

5.2.3.6.2 定期对设备控制系统及密封性能进行检测。

5.2.3.6.3 定期对运行程序的参数如压力、清洗温度、时间等进行检测，结果应符合要求，并记录。

5.2.3.6.4 具备消毒功能的负压清洗（消毒）器，定期对消毒效果进行检测。

5.2.4 内镜自动清洗消毒器

5.2.4.1 适用范围：适用于医疗机构对软式内镜进行自动清洗，并可使用化学消毒剂进行消毒。

5.2.4.2 工作原理：内镜自动清洗消毒器是采用化学消毒的方式，对软式内镜进行机械清洗消毒的自动化设备。通过设备自动程序运行，进行清洗、洗涤、漂洗、消毒、终末漂洗、干燥，从而达到自动清洗消毒软式内镜的目的。

5.2.4.3 日常检查

5.2.4.3.1 设备运行前，检查水、电、压缩空气等，应符合正常工作条件要求。

5.2.4.3.2 医用清洗剂、消毒剂、乙醇应充足；检查设备所有连接管的完整性。

5.2.4.3.3 设备运行中，观察设备运行状况及运行参数，应符合要求，并记录。

5.2.4.3.4 设备运行结束，应对物理参数进行确认，舱内应无残留配件。

5.2.4.4 定期维护保养

5.2.4.4.1 应定期更换空气过滤器滤芯和纯化水滤芯。

5.2.4.4.2 应定期检查设备所有连接管，应无老化。

5.2.4.4.3 应定期遵循厂家说明书进行设备自身消毒。

5.2.4.5 性能检测

5.2.4.5.1 应遵循生产厂家使用说明书或指导手册定期进行检测。

5.2.4.5.2 定期对设备泄漏测试系统、清洗系统以及消毒、干燥、自身消毒等性能进行检测，结果应符合要求，并记录。

6. 干燥设备设施

6.1 压力气枪

6.1.1 适用范围　压力气枪适用于管腔器械或带有缝隙结构的医疗器械的手工干燥。

6.1.2 功能要求　压力气枪接头应与器械管腔直径相匹

配。应按照器械使用说明书的要求，选择气枪的压力。

6.1.3 日常检查　使用前，应检查压力气枪喷头、操作手柄及连接线有无漏气。检查压力气枪的进气流量，喷头应无堵塞。使用后，应及时清洁消毒。

6.1.4 定期维护　应定期对压力气枪相关部件进行维护。

6.2 医用干燥柜

6.2.1 适用范围

6.2.1.1 医用干燥柜适用于各类耐湿、耐热的诊疗器械、器具和物品的干燥。

6.2.1.2 医用低温真空干燥柜适用于不耐热的、结构精密或内部有细长管腔的器械、物品的干燥。

6.2.2 工作原理

6.2.2.1 医用干燥柜是利用离心风机，将经过过滤的洁净空气加热至设定温度，通过空气循环流动，使器械、物品表面的水分快速升温汽化，从而达到干燥的目的。

6.2.2.2 医用低温真空干燥柜是利用低压状态下水沸点降低的原理，使水分在低温下发生沸腾汽化。同时，真空泵将汽化后的蒸汽抽出，加速腔体内气体流动，从而达到使器械、物品干燥的目的。

6.2.3 日常检查

6.2.3.1 设备运行前，检查电源是否符合正常工作条件要求，操作面板参数显示正常。

6.2.3.2 设备运行中，观察设备运行温度，应符合要求，并记录。

6.2.4 定期维护保养

6.2.4.1 定期清洁门密封圈。

6.2.4.2 如设备有外置盛装冷凝水容器，应及时清理积存液体，定期清洁容器。

6.2.4.3 定期更换空气过滤器滤芯。

6.2.5 性能检测

6.2.5.1 应遵循生产厂家使用说明书或指导手册定期进行检测。

6.2.5.2 定期对干燥柜的加热装置及温控系统进行检测，温度检测结果应符合要求。

6.2.5.3 宜定期对医用低温真空干燥柜进行泄漏率检测。

7. 检查保养及包装设备设施

7.1 医用绝缘检测仪

7.1.1 适用范围　适用于有源医疗器械绝缘性能或短路导通性能的安全检查。

7.1.2 工作原理　利用低频高压发生器输出稳定的直流电，电极探头在器械绝缘层表面进行移动检测，若器械绝缘层有裂痕或破损漏电时，即触发声光报警，从而引起操作人员注意，以便及时进行维护。

7.1.3 日常检查

7.1.3.1 使用前，应检查操作周围环境及操作台面，无潮湿、无易燃易爆物品。

7.1.3.2 检查设备及附件，功能应完好，各部件连接应正确，电池电量应充足。

7.1.3.3 检测前根据被检器械绝缘层的厚度和类型，遵循厂家说明书设置检测电压范围。

7.1.3.4 使用中的设备使用电压参数应符合要求，检测过程中不应损伤器械绝缘层。

7.1.4 定期维护保养 应遵循生产厂家使用说明书或指导手册定期进行维护保养，包括对电池、主机、配件等的检查评估等。

7.1.5 性能检测

7.1.5.1 应遵循生产厂家使用说明书或指导手册定期进行检测。

7.1.5.2 定期对医用绝缘检测仪的输出电压、导通电阻等参数进行检测。

7.2 医用包装材料切割器

7.2.1 适用范围 包装材料切割器适用于裁切不同规格的预成形包装材料。

7.2.2 分类 按切割方式，可将包装材料切割器分为手动切割器和自动切割（封口）器。

7.2.3 工作原理 手动切割器使用时，按照所需纸塑袋的长度，沿着滑轨进行切割；自动切割（封口）器根据实际需要设置纸塑袋的长度和数量，启动设备，自动完成进纸、切割、分类及封口等。

7.2.4 日常检查 检查包装材料切割器应清洁，切割刀锐利，标尺刻度清晰，纸塑袋装载支架稳固，无老化及松动。自动切割（封口）器还应检查设备电源、自动进纸、切割、封口效果及报警系统等性能应正常。

7.2.5 定期维护保养　定期检查及更换切割刀。自动切割（封口）器还应定期检查设备线路无老化，检查控制系统、报警系统、温度、切割速度、压力等参数应正常。封口性能应符合医用热封机的要求。

7.3 医用热封机

7.3.1 适用范围　适用于对医用纸塑包装袋、特卫强包装袋等进行密封包装。

7.3.2 工作原理　通过医用热封机输送带，将纸塑袋的封口部分送入加热区，使其薄膜受热熔软，经滚轮滚压，将封口部分塑料薄膜黏合，达到密封包装的目的。

7.3.3 日常检查

7.3.3.1 设备运行前，设定所需封口温度、灭菌日期、无菌有效期等信息，检查并确认设备参数的准确性。

7.3.3.2 测试医用热封机的封口效果，检查热封口强度及封闭的完好性，并记录。

7.3.3.3 操作中应检查密封效果，确保闭合完好性。

7.3.4 定期维护保养

7.3.4.1 定期检查并清洁导向板、加热封口及传动部件。

7.3.4.2 定期检查各电器接头，应连接牢固，指示灯显示应正常。

7.3.5 性能检测

7.3.5.1 应遵循生产厂家使用说明书或指导手册定期进行

检测。

7.3.5.2 定期对医用热封机的主要参数进行检测。

8. 灭菌及监测设备设施

8.1 大型蒸汽灭菌器

8.1.1 适用范围 适用于耐热、耐湿的诊疗器械、器具和物品的灭菌。

8.1.2 灭菌原理 利用湿热杀灭微生物。灭菌前将灭菌室内的冷空气排出，以饱和的湿热蒸汽作为灭菌因子，在一定温度、压力和时间作用下，对可被蒸汽穿透的器械、物品进行加热。利用蒸汽冷凝释放出大量潜热和湿度的物理特性，使被灭菌物品处于高温、高压的状态，从而杀灭微生物，达到灭菌目的。

8.1.3 日常检查

8.1.3.1 每日设备运行前应进行安全检查。

8.1.3.2 设备运行中，观察设备运行状况及运行参数，应符合要求，并记录。

8.1.3.3 设备运行结束，检查及确认物理监测、化学监测、生物监测结果，应符合要求。

8.1.4 定期维护保养

8.1.4.1 应遵循生产厂家使用说明书或指导手册定期进行维护保养。

8.1.4.2 灭菌器门安全联锁装置、门运动部件性能应正常，检查并清洁门密封圈。

8.1.4.3 检查并清洁进水管路过滤器、管道的单向阀、空气过滤器、真空泵等，必要时更换。

8.1.4.4 显示和记录装置应正常，传感器及与灭菌器主体连接的管路应无泄漏；安全阀及压力表应在有效期内且正常使用。

8.1.4.5 检查控制系统元件，并进行除尘。

8.1.5 性能检测

8.1.5.1 应遵循设备厂家说明书或指导手册定期进行性能检测。

8.1.5.2 应每年定期对灭菌程序的温度、压力和时间进行检测。用温度压力检测仪监测温度、压力和时间等参数，检测仪探头放置于最难灭菌部位。结果应符合要求，并记录。

8.1.5.3 应定期对压力表和安全阀进行检测。

8.2 小型蒸汽灭菌器

8.2.1 适用范围 可用于耐湿、耐热器械及物品的灭菌。

8.2.2 分类

8.2.2.1 小型蒸汽灭菌器按工作原理可分为下排气式、预排气式、正压脉动排气式。

8.2.2.2 不同分类的灭菌周期只能应用于指定类型物品的灭菌。

8.2.3 工作原理 利用湿热杀灭微生物。不同类型的灭菌器在灭菌阶段前，可采用下排气、预真空排气、正压脉动排气等方式，尽可能排出内室冷空气，使蒸汽穿透灭菌物品，达到灭菌目的。

8.2.4 日常检查

8.2.4.1 每日设备运行前应进行安全检查。

8.2.4.2 设备运行中，观察设备运行状况及运行参数，应符合要求，并记录。

8.2.4.3 设备运行结束，检查及确认物理监测、化学监测、生物监测结果，应符合要求。

8.2.5 定期维护保养

8.2.5.1 应遵循生产厂家使用说明书或指导手册进行定期维护保养。

8.2.5.2 检查灭菌器门安全联锁装置、门运动部件性能。

8.2.5.3 检查并清洁过滤装置。

8.2.5.4 检查控制系统元件，并进行除尘。

8.2.5.5 若设备自带水箱，应定期清洁、检查和加水。

8.2.6 性能检测

8.2.6.1 应遵循生产厂家使用说明书或指导手册等进行定期检测。

8.2.6.2 定期进行空气泄漏测试，结果应符合设计要求。

8.2.6.3 定期进行小型压力蒸汽灭菌器灭菌效果监测和评价，结果应符合要求，并记录。

8.3 干热灭菌器

8.3.1 适用范围　适用于耐热、不耐湿，蒸汽或气体不能穿透物品的灭菌。

8.3.2 工作原理　利用高温杀灭微生物。通过设备的加热元件产生高温空气，采用强制机械对流方式等，使灭菌室内部干热空气的温度均匀地作用于待灭菌物品，达到灭菌目的。

8.3.3 日常检查

8.3.3.1 每日设备运行前应进行安全检查。

8.3.3.2 设备运行中，观察设备运行状况及运行参数，应符合要求，并记录。

8.3.3.3 设备运行结束，检查及确认物理监测、化学监测、生物监测结果，应符合要求。

8.3.4 定期维护

8.3.4.1 灭菌器门安全联锁装置、门运动部件性能应正常，检查并清洁门密封圈。

8.3.4.2 检查空气过滤器，必要时更换。

8.3.4.3 检查控制系统及部件，并进行除尘及紧固连接。

8.3.5 性能检测

8.3.5.1 应遵循设备厂家说明书或指导手册定期进行性能检测。

8.3.5.2 应每年对灭菌温度、时间等性能进行检测。结果应符合要求，并记录。温度检测可使用多点温度检测仪对灭菌器各层内、中、外各点的温度进行检测。

8.4 环氧乙烷灭菌器

8.4.1 适用范围　适用于不耐热、不耐湿的诊疗器械、器具和物品的灭菌。

8.4.2 工作原理　利用环氧乙烷气体作为灭菌剂，通过将灭菌舱预热、抽真空，对灭菌物品进行加热和加湿，在预设时间内，灭菌舱内保持一定的温度、压力及环氧乙烷浓度，从而杀灭微生物，达到灭菌目的。

8.4.3 日常检查

8.4.3.1 每次设备运行前应进行安全检查。

8.4.3.2 设备运行中，观察设备运行状况及运行参数，应符合要求，并记录。

8.4.3.3 设备运行结束，检查及确认物理监测、化学监测、生物监测结果，应符合要求。

8.4.4 定期维护保养

8.4.4.1 遵循生产厂家使用说明书或指导手册进行定期维护保养。

8.4.4.2 检查并清洁门密封圈。

8.4.4.3 清洁湿度传感器，设备泄漏率应正常。

8.4.4.4 检查并定期更换空气过滤器及滤芯。

8.4.4.5 检查并定期更换电磁阀、单向阀。

8.4.4.6 定期清洁设备环氧乙烷注入管路。

8.4.5 性能检测

8.4.5.1 应遵循生产厂家使用说明书或指导手册定期进行性能检测。

8.4.5.2 每年对灭菌周期的温度、压力、时间和相对湿度等灭菌参数进行检测，结果应符合要求，并记录。

8.4.6 环境监测

8.4.6.1 定期对工作场所环境空气中环氧乙烷残留浓度进行监测。

8.4.6.2 按照 GBZ 2.1《工作场所有害因素职业接触限值第 1 部分：化学有害因素》，工作场所环氧乙烷的接触限值，时间加权平均允许浓度（PC-TWA）为 $2mg/m^3$。

8.5 过氧化氢气体等离子体低温灭菌器

8.5.1 适用范围　适用于不耐湿、不耐热的诊疗器械、器具和物品的灭菌。

8.5.2 工作原理　在一定的温度（＜ 60℃）、真空条件下，过氧化氢灭菌剂在灭菌舱内气化、扩散到整个灭菌舱体和灭菌物品的内外表面进行灭菌，并利用等离子技术分解残留的过氧化氢。

8.5.3 日常检查

8.5.3.1 每日设备运行前应进行安全检查。

8.5.3.2 设备运行中，观察设备运行状况及运行参数，应符合要求，并记录。

8.5.3.3 设备运行结束，检查及确认物理监测、化学监测、生物监测结果，应符合要求。

8.5.4 定期维护保养

8.5.4.1 应遵循生产厂家使用说明书或指导手册定期进行维护保养。

8.5.4.2 检查灭菌室门密封圈及设备线路，应无老化。

8.5.4.3 定期清洁过氧化氢监控检测器光学玻璃（如有）。

8.5.4.4 定期清洁、更换过氧化氢蒸发盘（如有）。

8.5.4.5 定期检查、更换真空泵油及油雾过滤器，清洁进气口过滤网。

8.5.4.6 定期更换过氧化氢分解（过滤）器。

8.5.4.7 定期检查校准温度传感器。

8.5.5 性能检测

8.5.5.1 应遵循生产厂家使用说明书或指导手册定期进行性能检测。

8.5.5.2 每年对设备电气安全性能进行检测，如测试交直流电源输出、数模转换、温度传感器、压力传感器、等离子、漏气率及注射系统等，并对每个灭菌周期的临界参数，如舱内压、温度、等离子体电源输出功率和灭菌时间等灭菌参数进行检测。结果应符合要求，并记录。

8.5.6 环境检测

8.5.6.1 宜定期对工作场所环境空气中的过氧化氢浓度进行监测。

8.5.6.2 按照 GBZ 2.1《工作场所有害因素职业接触限值第 1 部分：化学有害因素》，工作场所过氧化氢的接触限值，时间加权平均允许浓度（PC-TWA）为 1.5mg/m³。

8.6 低温蒸汽甲醛灭菌器

8.6.1 适用范围 适用于不耐热、耐湿的诊疗器械、器具和物品的灭菌。

8.6.2 工作原理 使用含甲醛的蒸汽为灭菌剂，在预设可控的浓度、温度、压力及作用时间等条件下，通过脉动真空强制排出空气，在负压状态下注入甲醛蒸汽，使待灭菌物品暴露于甲醛蒸汽中，维持至设定时间。利用甲醛非特异性的烷基化作用，甲醛分子破坏细菌蛋白质，导致微生物死亡，达到灭菌目的。

8.6.3 日常检查

8.6.3.1 每日设备运行前应进行安全检查。

8.6.3.2 设备运行中，观察设备运行状况及运行参数，应符合要求，并记录。

8.6.3.3 设备运行结束，检查及确认物理监测、化学监测、生物监测结果，应符合要求。

8.6.4 定期维护保养

8.6.4.1 应遵循生产厂家使用说明书或指导手册定期进行维护保养。

8.6.4.2 灭菌器门安全联锁装置、门运动部件性能应正常。

8.6.4.3 检查灭菌器的密封件，清洁并检查门密封圈，遵循厂家说明书定期执行泄漏性能测试。

8.6.4.4 进水过滤器应无堵塞，各管路接头应无松动，并定期更换。

8.6.4.5 定期清洁、更换纯水供水系统的各级过滤器及设备其他过滤器。

8.6.4.6 定期检查、更换空气过滤器。

8.6.5 性能检测

8.6.5.1 应遵循生产厂家使用说明书或指导手册定期进行性能检测。

8.6.5.2 定期对设备温度、压力、灭菌性能等进行检测。结果应符合要求，并记录。

8.6.6 环境检测

8.6.6.1 定期对工作场所环境空气中的甲醛浓度进行监测。

8.6.6.2 按照《工作场所有害因素职业接触限值 第1部分：化学有害因素》（GBZ 2.1），工作环境中甲醛最高容许浓度（MAC）不得超过 0.5mg/m³。

8.7 生物监测培养阅读器

8.7.1 适用范围 适用于自含式生物指示物进行培养及结果判读。

8.7.2 工作原理

8.7.2.1 通用型生物指示物根据芽孢复苏后在增殖过程中积累的酸性代谢产物引起培养液 pH 的改变，对 pH 指示剂的变色结果进行判读（培养液变黄即为阳性，培养液不变黄即为阴性）。

8.7.2.2 快速型生物指示物根据芽孢复苏后在增殖过程中生成的葡萄糖苷酶与培养液中的非荧光底物作用产生荧光底物，对阅读器检测荧光信号进行结果判读。

8.7.3 日常检查

8.7.3.1 设备使用前，电压应稳定，周围无强电磁场。

8.7.3.2 设备运行中，设备运行温度、时间应符合要求，并记录。

8.7.4 定期维护保养 应遵循厂家使用说明书要求定期对设备进行清洁与校准。

8.7.5 性能检测

8.7.5.1 应遵循生产厂家使用说明书或指导手册定期进行性能检测。

8.7.5.2 定期对设备监测时的温度、时间、报警系统等进行检测与校准。结果应符合要求，并记录。

第五篇

消毒供应中心耗材及要求

1. 概述

CSSD 的常用耗材种类多，数量大，为日常工作必需，正确合理选择、使用和管理是 CSSD 清洗消毒、包装、灭菌等重要环节的质量保证。根据 CSSD 不同工作区域的操作流程，可将常用耗材分为清洗消毒材料、包装材料、灭菌监测材料。

2. 术语定义

2.1 医用耗材（medical consumable）

医用耗材是指经药品监督管理部门批准的使用次数有限的消耗性医疗器械，包括一次性及可重复使用的医用耗材。

2.2 医用清洗剂（medical detergent）

医院清洗剂是指用于增强水对医疗器械、器具及其他相关物品上污物清洗效果的制剂。

2.3 清洗效果测试物（test soil）

清洗效果测试物是指用于测试清洗效果的产品。

2.4 医用润滑剂（medical lubricant）

医用润滑剂是能够在器械上形成保护层或憎水层，以减少器械表面的渗水性和吸水性，不破坏金属材质的表面透气性，防止器械锈蚀，不影响灭菌介质的穿透性和器械机械性能的同时，与人体组织具有较好相容性的一类器械保护剂。主要成分为医用白油、乳化剂等。

2.5 医用包装材料（medical packaging material）

医用包装材料是指用于闭合或密封医疗器械、器具和物品的包装系统材料。

2.6 化学指示物（chemical indicator）

化学指示物是指根据暴露于某种灭菌（消毒）程序所产生的化学或物理变化，在一个或多个预定程序参数上显现变化的指示器材。

2.7 生物指示物（biological indicator）

生物指示物是指对特定灭菌或消毒程序有确定的抗力，可供消毒灭菌效果监测使用的微生物检验器材。

2.8 灭菌过程验证装置（process challenge device，PCD）

灭菌过程验证装置是指对灭菌过程具有特定抗力的装置，用于评价灭菌过程的有效性。

2.9 D值（D value）

D值是指在设定的暴露条件下，杀灭特定试验微生物总数的90%所需要的时间。

2.10 标定值（stated value）

标定值是指设定使指示物产生反应的评价参数值或参数值范围。

3. 耗材的管理要求

3.1 CSSD应设立耗材管理人员，负责各类耗材的申领、入库登记、质量检查等工作。

3.2 根据使用目的和要求，合理选择耗材。

3.3 各类耗材，尤其是医用耗材，应符合国家相关标准和规定，首次购入和更换耗材种类、生产厂家等，依据国家相关法律法规，规范采购、使用和管理。

3.4 各类耗材首次使用时，应有质量检查的相关资料和批次合格检测报告，做好入库前的质量检查及登记。耗材入库须登记材料生产日期和有效期（或者失效期）、生产企业、供货商、到货数量、到货日期、验收结果、送货人员和验收人员签字、验收日期等内容。

3.5 耗材存放环境的温度、湿度应遵循厂家说明书要求，在有效期内使用。

3.6 耗材应遵循耗材生产厂家使用说明正确使用。必要时做好个人防护。

3.7 操作及使用有特殊要求的耗材，应由生产厂家或相应人员负责使用前的培训。

3.8 建立耗材使用反馈评价机制，出现质量安全问题及时向医院相关职能部门反馈并处理。

4. 清洗消毒材料

主要包括清洗剂、清洗工具、消毒剂、清洗消毒监测材料等。

4.1 清洗剂

包括医用清洗剂、医用润滑剂等。

4.1.1 医用清洗剂　分为碱性清洗剂、中性清洗剂、酸性清洗剂和酶清洗剂。

4.1.1.1 碱性清洗剂：pH > 7.5，对各种无机物和有机物均有较好去除作用，可有效去除脂类污物，对于蛋白类污物也可通过水解反应达到较好去除效果，温度增加能增强清洗效果，对金属物品腐蚀性小，不会加快反锈的现象。碱性清洗剂对铝、锌、锡、黄铜等制成的器械有一定的腐蚀性。

4.1.1.2 中性清洗剂：pH6.5～7.5，对金属无腐蚀，有较好去除有机污染物的作用，适用于大部分的器械，尤其是对 pH 有较高要求的精密特殊材质器械。

4.1.1.3 酸性清洗剂：pH < 6.5，对无机固体粒子有较好溶解去除作用，可用于除锈及除垢，可去除金属物品表面及清洗消毒器内腔的金属着色，对金属物品的腐蚀性小。

4.1.1.4 酶清洗剂：含酶的清洗剂有较强的去污能力，能快速分解蛋白质、血液、体液等多种有机污染物。清洗效果的影响因素有 pH、温度及污染的严重程度。温度对酶的活性会产生较大的影响，一般来说，在一定的温度范围内，温度越高酶活性越高。适当地提高清洗液的温度有助于提高清洗效果，但当温度高于 60℃，酶将逐渐失去活性，反而使催化效率和清洗能力下降。因此，根据酶清洗剂的产品说明书，正确设置清洗消毒器的洗涤温度对于清洗效果将产生一定的影响。当污染严重时，对酶清洗剂的需求量增加，需要适当提高酶液的配比浓度才能达到相应的清洁效果。

4.1.2 医用润滑剂　pH 为中性，一般为水溶性，与人体组织有较好的相容性。医用润滑剂不应影响灭菌介质的穿透性和器械的机械性能。医用润滑剂能够在器械上形成保护层或憎水层，以减少器械表面的渗水性和吸水性，对器械关节、转轴起有效润滑作用；低泡或无泡，不影响全自动清洗消毒器的正常运转；稳定性好。

4.2 清洗工具

包括清洗毛刷、低纤维絮的清洁布、含清洗剂的海绵、通条、器械清洗专用撑开器等。根据不同类型器械的清洗要求，须配备不同形状、不同直径大小及长度的清洗毛刷。

4.3 消毒剂

4.3.1 根据消毒剂的杀菌作用，可分为高水平消毒剂、中水平消毒剂和低水平消毒剂。具体内容见第二篇 5.1.2.1。

4.3.2 根据消毒剂的化学成分，可分为含氯消毒剂、过氧化物类消毒剂、醛类消毒剂、醇类消毒剂、季铵盐类、含碘消毒剂、酸性氧化电位水等。具体内容见第二篇 5.1.2.2。

4.4 清洗消毒监测材料

4.4.1 清洗监测材料

4.4.1.1 残留血检测试剂、残留蛋白测试棒、腺苷三磷酸（adenosine triphosphate，ATP）生物荧光检测棒、邻苯二甲醛（ortho-phthaladehyde，OPA）检测试剂、细菌培养计数采集棒等，主要用于器械、器具和物品清洗质量的监测。

4.4.1.2 标准污染物测试如人工模拟血液污染清洗效果指示物、超声波清洗器清洗效果检测指示物等，主要用于清洗消毒器、超声清洗机的清洗质量监测。

4.4.2 消毒监测材料　包括湿热消毒监测测试纸、各类化学消毒剂测试纸。如有效氯浓度检测试纸、pH 试纸等。

4.5 清洗消毒材料选择和使用注意事项

4.5.1 根据器械或物品材质、使用目的以及污染物种类的不同等，选择相匹配或适用的清洗剂和 / 或消毒剂及相应检测试剂。检测结果应符合相应清洗剂、消毒剂生产厂家的说明。

4.5.2 使用前应详细了解各类清洗剂、消毒剂的产品说明书，了解适用范围、使用注意事项、操作人员的职业防护要求及职业暴露时的紧急处理方法等。

4.5.3 清洗剂应遵循厂家说明书对水质、稀释比例、温度、使用时间等的要求，并漂洗彻底。

4.5.4 应选择与灭菌处理方式相兼容的水溶性润滑剂。带轴承的器械应根据器械的厂家说明书，选用相匹配的医用润滑剂及润滑方法。

4.5.5 不应使用石蜡油作为器械的润滑剂。

4.5.6 含橡胶、塑料和乳胶类成分的器械遇润滑剂或油类物质会加快老化，此类器械采用机械清洗时应避免选择带润滑剂的程序，手工清洗不使用润滑剂。

4.5.7 消毒剂的使用应遵循《医院消毒卫生标准》（GB 15982—2012）和《医疗机构消毒技术规范》（WS/T 367—2012）的规定。消毒前应彻底清洗器械、物品上的有机物，以免影响消毒效果。

4.5.8 消毒剂使用前应进行有效浓度监测。使用中消毒液的有效浓度应符合使用要求，重复使用的消毒液每天使用前应进行有效浓度的监测。监测采用的耗材与方法应与消毒剂相匹配。

4.5.9 清洗剂、消毒剂或润滑剂的使用期限应遵循产品说明书，有污染时应及时更换。特殊污染器械或物品使用后应一用一更换。

5. 包装材料

包装材料包括一次性使用的包装材料和可重复使用的包装

材料。

5.1 一次性使用的包装材料

5.1.1 **医用皱纹纸** 由纯木浆构成特殊的多孔排列，并经特殊工艺皱化处理，具有良好的微生物屏障性能和疏水性。医用皱纹纸机械强度较差，易破损，缺乏柔韧性。适用于压力蒸汽灭菌，不能用于过氧化氢低温等离子体灭菌。

5.1.2 **医用无纺布** 又名非织造布，通常以聚丙烯（PP）为原料，采用机械、热粘合或化学方法等加固而成，通常由 $2\sim5\mu m$ 的超细纤维无规律纵横交错组成，形成亚微米级等效孔径的小孔，从而具备良好的阻菌、透气、防潮、柔韧、质轻、色彩丰富等特点。抗磨和抗撕拉程度相对较差，易破损，较易引起湿包。适用于压力蒸汽、环氧乙烷和过氧化氢低温等离子体等多种灭菌方式。

5.1.3 **纸塑包装袋** 由透气性材料（医用透析纸）和塑料膜（聚酯-聚丙烯）组成的可密封包装袋或卷袋。纸塑包装袋一般有扁平型包装袋（平面袋）和折叠型包装袋（立体袋）两种，使用时需要采用医用封口机进行热封合，热封合时的温度须与相应的纸塑包装袋生产厂家提供的说明书相匹配。纸塑包装袋具有良好的微生物屏障性能、透气性及可视性。器械过多过重时易破损，易产生湿包等。适用于压力蒸汽灭菌、环氧乙烷灭菌的小件物品的包装，不能用于过氧化氢低温等离子体灭菌。

5.1.4 **特卫强（Tyvek®）包装袋** 是指由特卫强材料与塑料膜组成的可密封包装袋或卷袋。特卫强材料是一种经闪蒸纺丝和黏结的高密度聚乙烯纤维片材。特卫强包装袋具有质轻、强韧、透气、防水、耐化学特性及抗穿刺、耐撕裂、耐磨、洁净剥离的特性。适用于过氧化氢气体等离子体低温灭菌、环氧乙烷灭菌、控制条件下的压力蒸汽灭菌（121～127℃，207kPa 条件下，灭菌 30min），以及伽马射线、电子束等灭菌方式。

5.2 可重复性使用的包装材料

5.2.1 纺织材料

5.2.1.1 普通棉布：是以棉纱线为原料的机织物。微生物屏障功能较差，阻菌率低，不抗潮湿，易落絮，没有使用标准，逐步被其他包装材料所取代。仅适用于压力蒸汽灭菌。

5.2.1.2 医用纺织品：是由长纤聚酯纤维和具有导电性能的碳纤维组成的可重复使用包裹材料，符合 GB/T 19633、YY/T 0698.2 的要求，韧性好，不易脱絮，具备良好的抗撕裂、抗胀破性和耐磨损性能，以及良好的疏水性、抗渗水性及透气性。反复清洗后易破损，造成微生物阻隔性能下降，同时材料使用终点的评判标准不够客观，使用时须高度关注。适用于压力蒸汽灭菌。

5.2.2 硬质容器

由盖子、底座、手柄、灭菌标识卡槽、垫圈和灭菌剂孔组成。盖子或底部应有可通过灭菌介质的阀门或过滤部件，并应具有无菌屏障功能。硬质容器按材质可以分为金属硬质容器、塑料硬质容器等。硬质容器应符合 GB/T 19633、YY/T 0698.8 的要求，对器械具有保护性的作用。硬质容器的使用应符合 WS 310.2 附录 D 的要求，根据结构、设计不同可分别用于压力蒸汽灭菌、环氧乙烷灭菌或过氧化氢气体等离子体低温灭菌。适用范围和使用方法应遵循生产厂家说明书和提供的灭菌参数。首次使用应进行灭菌过程有效性的测试，并进行湿包检查。

5.3 包装辅助工具

5.3.1 包外标签　作为灭菌物品包装的标识，可分为带灭菌化学指示物和不带灭菌化学指示物两种。标签用于记录灭菌物品的信息，如物品名称、灭菌日期、失效日期及包装者等信息，应具有可追溯性。

5.3.2 封包胶带　适用于闭合式包装时的封包，通常不含有灭菌化学指示物，不用于鉴别物品是否经过灭菌过程。

5.3.3 器械保护用具　用于包装时保护精密器械、器械的尖端或锐利部位等，防止器械碰撞、移位、受损等，包括保护套、纸夹、器械卡槽/支架、U形器械串架、硅胶垫等。

5.3.4 器械托盘　用于盛装、固定或保护器械。按材质可分为金属托盘或高分子托盘等；按形状和规格可分为孔状托盘、网筐、密纹网筐、具有器械分隔固定保护功能的专用托盘或网筐等。

5.3.5 其他包装辅助用物　吸水纸/垫、硬质容器滤膜/滤纸、锁扣等。

5.4 包装材料的选择和使用注意事项

5.4.1 根据器械的特点、重量、使用频率、灭菌方式等选择合适的包装材料。一次性的包装材料应在有效期内使用。

5.4.2 所选的包装材料应符合 GB/T 19633 及 YY/T 0698 相对应部分标准的要求。

5.4.3 使用前应确保包装材料的清洁度、完整性，应无破损。

5.4.4 包装方法及要求应符合 WS 310.2 的要求。

5.4.4.1 手术器械若采用闭合式包装方法，应由 2 层包装材料分 2 次包装。

5.4.4.2 纸塑包装袋、特卫强包装袋等材料应采用密封式包装方法。密封宽度应 ≥ 6mm，包内器械距包装袋封口处应 ≥ 2.5cm；并在每日使用前检查医用热封机参数的准确性和闭合完好性。

5.4.5 硬质容器的适用范围、使用方法与操作，应遵循生产厂家的使用说明或指导手册，并符合 WS 310.2 附录 D 的要求。应设置安全闭锁装置，无菌屏障完整性破坏后应可识别。包装辅助工具每次使用后应清洗、消毒和干燥。

5.4.6 重复使用的包装材料应一用一清洗，无污渍，医用纺织品包装材料灯光检查无破损，除四边外不应有缝线，不应缝补；初次使用前应高温洗涤，脱脂去浆。

5.4.7 开放式的储槽不应用于灭菌物品的包装。

5.4.8 不同的包装材料应根据材料的微生物屏障、操作方法及生产厂家的说明，设置合理、科学的灭菌有效期。

6. 灭菌监测材料

主要包括化学监测材料及生物监测材料。

6.1 化学监测材料

6.1.1 压力蒸汽灭菌化学监测

6.1.1.1 一类化学指示物：为过程指示物，主要有灭菌指示胶带、灭菌信息标签等，用于表明该灭菌单元曾直接暴露于灭菌过程，区分是否经过灭菌处理。

6.1.1.2 二类化学指示物：用于相关灭菌器 / 灭菌标准中规

定的特定测试步骤，主要包括 B-D 测试包、测试纸或测试装置。

6.1.1.3 三类化学指示物：为单变量指示物，对灭菌关键变量的其中一个起反应，主要有硫磺管、山梨酸管。

6.1.1.4 四类化学指示物：为多变量指示物，能对灭菌关键变量的两个或多个起反应，主要用于包内化学监测。

6.1.1.5 五类化学指示物：为综合指示物，对所有灭菌关键变量起反应。产生的标定值等同或超过 ISO 11138 系列标准所给出的对生物指示物的性能要求。

6.1.1.6 六类化学指示物：为模拟指示物，对特定灭菌周期的所有灭菌关键变量起作用。此标定值是从特定灭菌过程的关键变量中产生的，是周期确认型的化学指示物，但不能模拟生物指示物的性能，易受到灭菌循环中准备阶段的影响。

6.1.2 环氧乙烷灭菌化学监测　包括包外化学指示胶带、包内化学指示剂等。

6.1.3 过氧化氢气体等离子体低温灭菌化学监测　包括包外化学指示胶带、包内化学指示剂等。

6.1.4 低温蒸汽甲醛灭菌化学监测　包括包外化学指示胶带、包内化学指示剂等。

6.2 生物监测材料

主要是通过生物指示物对灭菌器的灭菌质量进行监测。生物监测的材料主要有菌片、自含式生物指示剂。

6.2.1 压力蒸汽灭菌器的生物监测，一般采用嗜热脂肪杆菌芽孢生物指示物（ATCC 7953），培养温度一般为 56℃（快速自含式生物指示物为 60℃）。生物指示物的菌量 $\geq 1.0 \times 10^5$，D 值

≥1.5min（121℃），存活时间≥3.9min、杀灭时间≤19min（121℃）。

6.2.2 环氧乙烷灭菌器的生物监测，一般采用枯草杆菌黑色变种芽孢生物指示物（ATCC 9372），培养温度一般为37℃。生物指示物的菌量≥1.0×10^6，在（54±1）℃、相对湿度（60±10）%和（600±30）mg/L的气体浓度下，D值≥2.5min；在（30±1）℃、相对湿度（60±10）%和（600±30）mg/L的气体浓度下，D值≥12.5min。

6.2.3 过氧化氢气体等离子体低温灭菌器的生物监测，一般采用嗜热脂肪杆菌芽孢生物指示物（ATCC 7953或SSI K31）。生物指示物的菌量≥1.0×10^6，在使用浓度为（59±2）%的过氧化氢，灭菌舱内浓度为（2.3±0.4）mg/L，作用温度为（50±0.5）℃的条件下，D值要求为0.75~8s。

6.2.4 低温蒸汽甲醛灭菌器的生物监测，一般采用嗜热脂肪杆菌芽孢生物指示物（ATCC 10149和ATCC 12980）。生物指示物的菌量≥1.0×10^5，D值应用60℃时的D值表示，D_{60}值应≥6min。

6.3 灭菌监测材料的选择原则及使用注意事项

6.3.1 灭菌监测材料须符合相应的国家或行业标准，具备完整的《消毒产品卫生安全评价报告》。

6.3.2 根据不同的监测目的、灭菌方式及灭菌参数选择监测材料。使用及结果评价方法应遵循生产厂家提供的说明书，并在有效期内使用。

6.3.3 灭菌监测材料的使用只是灭菌质量评价的手段之一，CSSD日常工作质量应关注器械及物品清洗、消毒、灭菌的全过程，尤其是关键环节。

第六篇

手术器械基础知识

1. 概述

熟悉各种手术器械的分类、结构、工艺特点及基本功能，是器械管理和正确清洗、消毒、灭菌的前提和保证。

2. 术语定义

2.1 医疗器械（medical device）

医疗器械是指直接或者间接用于人体的仪器、设备、器具、体外诊断试剂及校准物、材料以及其他类似或者相关的物品。

注：本指南的医疗器械指可重复使用的手术和诊疗的器械、器具和物品。

2.2 无源医疗器械（passive medical device）

无源医疗器械是指不依靠任何电能或其他能源，直接由人体或重力产生的能源来发挥其功能的医疗器械。

2.3 有源医疗器械（active medical device）

有源医疗器械是指需要使用电、气等驱动发挥其功能的医疗器械。

2.4 表面钝化工艺（surface passivation technology）

表面钝化工艺是指使金属表面转化为不易被氧化的状态，从而延缓金属的腐蚀速度的方法。

2.5 表面电镀（surface electroplating）

表面电镀是指利用电解原理在某些金属表面镀一薄层其他金属或合金的过程。

2.6 无镀层表面喷砂处理（plating-free surface abrasive blasting treatment）

无镀层表面喷砂处理是指对机械工件的表面进行清理、除锈的工序。

2.7 手术器械的表面变化（surface change of medical instrument）

手术器械的表面变化是指手术器械在使用后，其表层由于化学、物理因素等影响而发生的变化。

2.8 腐蚀（corrosion）

腐蚀是指包括金属和非金属在周围介质如水、空气、酸碱、盐、溶剂等作用下产生耗损与破坏的过程。

2.9 医疗器械说明书（medical device instruction for use）

医疗器械说明书是指由医疗器械注册人或者备案人制作，随产品提供给用户，涵盖该产品安全有效的基本信息，用以指导正确安装、调试、操作、使用、维护、保养的技术文件。

3. 医疗器械分类

根据结构特征的不同，分为无源医疗器械和有源医疗器械。

3.1 无源医疗器械

根据无源手术器械使用特点及功能分为基础手术器械和专科手术器械。

3.1.1 基础手术器械是应用于临床诊疗及手术通用、常规的器械。主要有手术刀类、剪类、钳类、镊类、拉钩类、吸引器类等。

3.1.2 专科手术器械是应用于各专科手术专用、特殊的器械。主要有神经外科手术器械、显微外科手术器械、骨科手术器械、胸腔心血管外科手术器械、腹部肝胆外科手术器械、泌尿外科手术器械、肛肠外科手术器械、妇产科手术器械、眼科手术器械、耳鼻咽喉科手术器械、口腔科手术器械、腔镜手术器械、机器人手术器械等。

3.1.2.1 神经外科手术器械

3.1.2.1.1 主要用途：适用于神经外科手术，主要用于头颅、脊椎部位的器械以及用于脑血管、脑膜、脑神经、脑室、垂体和有关脑组织部位的手术器械，可分为开颅器械、神经外科显微器械等。

3.1.2.1.2 主要特点：种类繁多、精密度高、价格昂贵。

3.1.2.2 眼科手术器械

3.1.2.2.1 主要用途：适用于各类眼科手术，可分为眼内手术器械、眼外手术器械。

3.1.2.2.2 主要特点：材质多样且特殊，结构精细复杂，管腔细小，功能端锐利、脆弱、易损，价格昂贵。

3.1.2.3 耳鼻喉科手术器械

3.1.2.3.1 主要用途：适用于耳鼻喉科手术，可分为耳科类手术器械、鼻科类手术器械、咽喉科类手术器械。

3.1.2.3.2 主要特点：器械形态各异，多形状多角度，结构小而精细，品种和规格复杂，材质特殊，贵重。

3.1.2.4 口腔科手术器械

3.1.2.4.1 主要用途：用于口腔及颌面部的矫正、修复等诊

疗及手术，可分为口内器械、口外器械、口腔修复器械、口腔
种植器械、口腔正畸器械等。

3.1.2.4.2 主要特点：器械种类多、规格多、体积小，周转
快，内部结构复杂、腔隙多，锐利器械多，部分器械价格昂
贵，使用后污染物清洗难度大。

3.1.2.5 胸腔心血管手术器械

3.1.2.5.1 主要用途：适用于心脏外科和胸外科的手术器
械，可分为基础心血管器械和显微心血管器械，按创伤大小分
为开放心血管器械和腔镜辅助小切口器械等。

3.1.2.5.2 主要特点：器械精细、材质特殊，功能端齿形多
样，多为无损伤结构，价格昂贵。

3.1.2.6 骨科手术器械

3.1.2.6.1 主要用途：适用于创伤、关节、脊柱外科手术
等，包括骨科基础手术器械和外来医疗手术器械，主要分为器
械、动力工具和植入物等。

3.1.2.6.2 主要特点：器械数量多、品种多，大多形状特
殊、粗重，材料多样，结构复杂，多有管腔、孔隙、关节，锐
利，价格昂贵。

3.1.2.7 显微外科手术器械

3.1.2.7.1 主要用途：适用于各类显微手术。

3.1.2.7.2 主要特点：显微外科手术器械精密且贵重，由多
种材料组成，包括光学材料、电子材料、橡胶材料、金属材料
等。其性能与材质要求不反光，易于手持，抗磨损，抗腐蚀、
抗锈性强，抗划痕等。按照材质不同可分为不锈钢和钛合金类

等手术器械，钛合金材质显微器械具有手感轻、弹性大等特点。

3.1.2.8 腔镜手术器械

3.1.2.8.1 主要用途：适用于各类腔镜手术。根据专业及手术部位分为腹腔镜器械、胸腔镜器械、宫腔镜器械、关节镜器械、输尿管镜器械、经皮肾镜器械、椎间孔镜器械等。

3.1.2.8.2 主要特点：器械专业性强，材质多样，结构复杂，轴节多、管腔多，精密度高、易损，价格昂贵，根据结构可分为可拆分器械及不可拆分器械。

3.1.2.9 机器人手术器械

3.1.2.9.1 主要用途：适用于各类机器人手术。

3.1.2.9.2 主要特点：价格昂贵，材质特殊，精密度高，器械臂手腕关节灵活、可多角度转动，内部结构复杂，管腔细长，具有多个冲洗口。

3.1.2.10 软式内镜

3.1.2.10.1 主要用途：适用于临床多专科的检查、诊疗和手术。根据专科及应用部位分为消化系统软式内镜、呼吸系统软式内镜、泌尿系统软式内镜及其他专科软式内镜等。

3.1.2.10.2 主要特点：软式内镜器械专业性强、精密度高、价格昂贵、材质特殊、结构复杂，使用后微生物负载大、无机物和有机物污染较重，且具有狭长管腔，清洗和干燥难度大，易形成生物膜。按照结构和原理可分为纤维镜、电子镜和结合型软式内镜。

3.2 有源医疗器械

有源手术器械是指以手术治疗为目的与有源相关的医疗器

械，常用的如电外科手术设备及配套器械、腔镜手术设备、手术照明、其他有源手术设备等配套的可重复使用的手术器械；射频、激光、微波、冷冻、冲击波、手术导航及控制系统等相关的器械也属于有源医疗器械。

3.2.1 电外科手术设备及配套器械 包括高频电刀及配套器械、氩气刀及配套器械、大血管闭合系统及配套器械、超声刀及配套器械、超声乳化吸引刀及配套器械。

3.2.2 腔镜手术设备 包括主机、成像系统、腔镜器械三大部分。

3.2.3 其他有源手术设备 包括电动吻合器、手术动力系统、子宫肌瘤钻、取植皮设备电动吻合器等。

4. 手术器械常用材质

手术器械常见材质包括不锈钢、碳钢、钛、ABS 树脂、聚丙烯、聚亚苯基砜树脂等。

4.1 不锈钢

不锈性和耐蚀性是由于其表面富铬氧化膜（钝化膜）的形成。

4.2 碳钢

碳钢也称碳素钢，指碳的质量分数小于 2.11%，不含特意加入的合金元素的钢，含少量的硅、锰、硫、磷。

4.3 钛

钛是一种新型金属，强度高、塑性好、无毒、质轻且具有优良的生物相容性和抗腐蚀性能，是非常理想的医用金属材料，可用作植入人体的植入物等。

4.4 ABS 树脂

ABS 树脂是指丙烯腈 - 丁二烯 - 苯乙烯共聚物，是一种强度高、韧性好、易于加工成形的热塑型高分子材料，用于制造仪器的塑料外壳。

4.5 聚丙烯（PP）

无毒、无味，密度小，强度、刚度、硬度、耐热性优于低压聚乙烯，可在 100℃使用，具有良好的介电性能和高频绝缘性，不受湿度影响，低温时变脆，不耐磨、易老化。

4.6 聚亚苯基砜树脂（PPSU）

聚亚苯基砜树脂是一种无定形的热性塑料，具有高度透明性、高水解稳定性。材料刚性和韧性好，耐温、耐热氧化，抗蠕变性能优良，耐无机酸、碱、盐溶液的腐蚀，耐离子辐射，无毒，绝缘性和自熄性好，容易成形加工，适于制作耐热件、绝缘件、减磨耐磨件，制品可以经受重复的蒸汽消毒。

5. 手术器械处理工艺

5.1 表面钝化工艺

钝化是由于金属与氧化性物质作用，作用时在金属表面生成一种非常薄的、致密的、覆盖性能良好的、牢固地吸附在金属表面的钝化膜。

5.2 表面电镀（镀铬）

表面电镀是指利用电解作用使金属或其他材料制件的表面附着一层金属膜的工艺，起到防止金属氧化的作用（如锈蚀）。

5.3 无镀层表面喷砂处理

无镀层表面喷砂处理是指利用高速砂流的冲击来清理粗化工件表面，改善材料表面的机械性能，增强工件表面涂料的附着性。

6. 影响手术器械质量常见原因及处理原则

6.1 有机物残留

6.1.1 常见原因　使用后血液和体液干涸，有人体组织蛋白和生物药品残留物等。

6.1.2 危害　在有机残留物中容易隐藏细菌、病毒和细菌芽孢等微生物，易导致器械腐蚀的卤化物，器械没有得到彻底清洗和灭菌，易引起卫生学风险和器械的腐蚀。

6.1.3 处理原则　器械使用后做好预处理，及时去除残留器械上的有机物。

6.2 化学残留

6.2.1 常见原因　手术器械清洗消毒过程中，对使用的清洗剂、润滑剂漂洗不彻底或超剂量使用，造成器械表面出现各色斑点状或片状的积层/变色层。

6.2.2 危害　化学残留会影响器械的外观，灭菌后清晰可见。存有导致腐蚀的碱性残留物或表面活化剂，在手术过程中因生物相容性的问题给患者带来风险。

6.2.3 处理原则　手术器械清洗过程中正确使用清洗剂并彻底漂洗，避免残留。

6.3 手术器械的表面变化

手术器械常见的表面变化包括水渍沉积、硅酸盐变色、不锈钢氧化变色、钛合金氧化变色、镀铬层脱落等。

6.3.1 水渍沉积

6.3.1.1 常见原因：手术器械清洗消毒过程中所使用的清洗用水中钙、镁离子含量过高，在器械表面出现乳白色到浅灰色的斑点状、片状或鳞状沉积物。

6.3.1.2 危害：水渍沉积物影响器械的外观，不符合清洗质量要求。

6.3.1.3 处理原则：漂洗过程中应使用经纯化的水；水渍可使用低纤维棉布擦拭清除。

6.3.2 硅酸盐变色

6.3.2.1 常见原因：手术器械清洗消毒过程中所使用的清洗用水中硅酸盐含量过高，导致器械表面出现黄色到黄褐色的斑点状、片状或水滴状的变色层。

6.3.2.2 危害：硅酸盐变色会影响器械的外观，增加器械目视检查时的难度，难与污染的器械鉴别区分。

6.3.2.3 处理原则：硅酸盐所引起的变色很难用擦拭或普通清洗剂去除。应以预防为主，手术器械清洗过程中使用经纯化的水。

6.3.3 不锈钢氧化变色

6.3.3.1 常见原因：手术器械的材料中含有高碳的铬钢成分，会因清洗消毒过程中中和剂 / 除锈剂漂洗不彻底或超剂量使用，而造成器械表面形成闪亮的灰黑色到黑色的氧化铬变色层。铬钢材料中碳的含量越高，颜色变为灰黑色的速度越快。

6.3.3.2 危害：不锈钢氧化变色会影响器械的外观，增加器械目视检查时的难度，难与污染的器械鉴别区分。

6.3.3.3 处理原则：不锈钢氧化变色难用擦拭或普通清洗剂去除。

6.3.4 钛合金氧化变色

6.3.4.1 常见原因：钛合金材料的手术器械因为长期受到湿热或清洗消毒剂残留等周围环境条件影响，形成各种颜色的斑点状或片状的氧化变色层。

6.3.4.2 危害：钛合金氧化变色会影响器械的外观，难与污染的器械鉴别区分，增加器械目视检查时的难度。

6.3.4.3 处理原则：彻底漂洗，避免清洗消毒剂的残留；定期进行器械的维护保养。

6.3.5 镀铬层脱落

6.3.5.1 常见原因：使用镀铬工艺生产的手术器械，长时间使用后镀铬层会受到清洗消毒剂、高温蒸汽、超声清洗等周围环境条件的影响而脱落，在器械表面形成棕色到黑色氧化层。

6.3.5.2 危害：镀铬层脱落后会影响器械的外观，不易与污染的器械鉴别区分，增加器械目视检查时的难度，影响手术器械的性能和寿命；术中若发生脱落可增加患者安全风险。

6.3.5.3 处理原则：手术器械应定期进行维护保养，正确选择和使用清洗消毒剂，发生镀铬层脱落时应更换。

6.4 腐蚀

手术器械的腐蚀包括表面腐蚀、其他腐蚀、摩擦腐蚀、点状腐蚀和应力裂纹腐蚀。

6.4.1 表面腐蚀

6.4.1.1 常见原因：由于与湿气、冷凝水、血液残留物或酸性 / 碱性液体长时间接触，手术器械表层出现红色到红棕色、斑点状或片状锈蚀的现象。

6.4.1.2 危害：器械表面腐蚀可发展成为点状腐蚀和应力裂纹腐蚀。

6.4.1.3 处理原则：一般表面腐蚀的锈斑对材料的侵蚀不深，可以用特定的清洁剂和保养剂除锈，或交由器械制造厂商及专业维修机构处理。

6.4.2 其他腐蚀

6.4.2.1 常见原因：生锈的器械或设备上的锈，通过各种途径接触到另一个没有生锈的器械表面，含锈的水或含锈的蒸汽通过管道进入设备。蒸汽管道系统中有锈蚀，也会导致器械出现外来腐蚀。

6.4.2.2 危害：其他腐蚀如不处理则会进一步发展成为点状腐蚀和应力裂纹腐蚀。如果器械包中有腐蚀严重的器械，整个手术包中的器械都可能产生腐蚀。如果蒸汽管道系统中有锈蚀，也会导致器械出现大批量腐蚀。

6.4.2.3 处理原则：腐蚀严重的器械应及时替换；腐蚀尚不严重，可以用特定的清洁剂和保养剂进行器械除锈，或交由器械制造厂商及专业维修机构处理；蒸汽管道须定期检查和清洗。

6.4.3 摩擦腐蚀

6.4.3.1 常见原因：手术器械的关节及滑动接触面的部位润滑不足或夹带杂物，使用或活动时金属面与金属面直接相互摩擦，造成金属面的严重磨损并损坏表面钝化层。脆弱易损的摩擦区域容易积聚湿气或各类残留物（如血渍），逐渐形成红褐色的摩擦腐蚀。

6.4.3.2 危害：摩擦腐蚀如不处理则会进一步发展成为点状腐蚀和应力裂纹腐蚀，并严重影响器械的正常使用。

6.4.3.3 处理原则：手术器械应定期维护保养，对器械摩擦面进行润滑。初期的摩擦腐蚀可以通过定期的润滑保养得到控制；严重的摩擦腐蚀需要进行专业的研磨或抛光处理才能使用。

6.4.4 点状腐蚀

6.4.4.1 常见原因：由于手术器械长期与生理盐水、自来水或血渍等接触而产生，导致不锈钢中的铁不断氧化，形成针孔状的点状腐蚀。

6.4.4.2 危害：点状腐蚀形成的空腔中易积聚血液、组织液的残留物，并易藏有细菌和细菌芽孢。点状腐蚀所形成的空腔会降低器械的金属机械强度，是手术器械发生应力裂纹和断裂的起点。

6.4.4.3 处理原则：存在点状腐蚀的器械无法完全修复复原，点状腐蚀较严重的器械应更换。排查产生点状腐蚀的原因，维护器械的正常使用。

6.4.5 应力裂纹腐蚀

6.4.5.1 常见原因：存在点状腐蚀的手术器械由于施加应力的原因，在原有的腐蚀点处出现裂纹或断裂的情况，常见于器械的工作端、关节、螺纹和弹簧连接处。

6.4.5.2 危害：应力裂纹腐蚀可导致手术器械功能的完全丧失，若术中器械残片脱落，会造成极大的手术风险。

6.4.5.3　处理原则：手术器械出现应力裂纹腐蚀则无法修复，必须立即更换，以避免在术中产生意外风险。

6.5　磨损和变形

6.5.1　磨损

6.5.1.1　常见原因：手术器械因为长期、频繁使用而造成工作端的自然损耗，或者是因为不正确使用造成器械工作端损耗。

6.5.1.2　危害：工作端磨损的手术器械会影响手术过程中的使用，增加手术风险。

6.5.1.3　处理原则：手术器械长期非正常磨损，应及时排查原因，磨损的器械需要专业的厂商进行修复，更换不能修复的器械。选用优质材料的器械有利于延长器械正常使用的寿命。

6.5.2　变形

6.5.2.1　常见原因：手术器械在过度磨损或长期非正常使用的情况下，其功能端发生较严重的变形，从而使器械无法满足或达到预期使用要求。

6.5.2.2　危害：变形的器械影响或无法满足手术需求。

6.5.2.3　处理原则：手术器械发生变形时，应由专业的厂商进行维修，如无法恢复正常功能应进行更换。

6.6　操作不当

6.6.1　常见原因　操作使用，转运及清洗、消毒、灭菌不当。

6.6.2　危害　导致器械工作端或其他关键部位非正常磨损或损坏，并加速器械老化过程，影响器械的使用寿命。

6.6.3　处理原则　遵循医疗器械生产厂商的说明书合理使用，妥善固定、安全转运，规范清洗、消毒、灭菌操作。

第七篇

医院消毒供应中心器械管理

1. 概述

医院消毒供应中心器械管理主要是指对重复使用诊疗器械、器具和物品的再处理质量和供应的管理，依据国家相关法律法规建立各项器械管理制度，开展器械相关知识和再处理技能的培训，做好器械日常和定期维护保养，促进器械使用安全。

2. 术语定义

2.1 再处理（reprocess）

用于已使用或受到污染但适用于后续单次使用的医疗器械的经确认的处理过程。这些过程通常包括清洁、消毒或灭菌。

2.2 外来医疗器械（loaner）

由器械供应商租借给医院可重复使用，主要用于与植入物相关领域的手术器械。

2.3 植入物（implant）

放置于外科操作造成的或者生理存在的体腔中，留存时间为 30d 或者以上的可植入性医疗器械。注：本指南中特指非无菌、需要医院进行清洗消毒与灭菌的植入性医疗器械。

3. 消毒供应中心器械管理要求

3.1 消毒供应中心应建立器械管理制度。一次性医疗器械不得重复清洗、消毒、灭菌。

3.2 建立消毒供应中心器械接收制度，查对器械的质量、数量等，以及制造商提供的说明书是否符合《医疗器械监督管理条例》和 YY/T 0802《医疗器械的处理　医疗器械制造商提供的信息》的要求，说明书的内容应与经注册或者备案的相关内容一致。

3.3 对首次接收的新医疗器械，医院消毒供应中心应检查说明书要求，评估其与消毒供应中心的再处理条件及能力的兼容性，根据需要提出建议。如外来医疗器械的首次接收测试见附录 A。

3.4 建立消毒供应中心器械清洗、消毒、灭菌及质量控制管理制度，遵循制造商说明书要求制订清洗、消毒、灭菌技术操作规程，检查器械性能及功能质量，再处理过程中发现影响器械使用的质量问题时，应及时报告使用部门和相关管理部门。

3.5 建立器械定期的维护保养和维修管理制度，根据医疗器械说明书的要求进行器械的保养、维护及检查，精密、贵重、特殊专科器械由专业机构的人员或第三方人员定期进行性能检测和维护保养。

3.6 开展器械清洗消毒灭菌的操作技能培训，并根据医疗器械说明书的要求进行器械的结构、性能的检查与维护保养知识培训。

3.7 消毒供应中心储备器械应设专人管理，定期清点，及时补充；储备器械的种类、规格、数量合理，充分考虑医院手术量及器械周转使用情况，保证供应。

3.8 按照医疗器械储存温、湿度条件要求进行分类存放。

3.9 报废及淘汰器械应清洗消毒后再按医院管理要求进行处置。

4. 新器械管理

4.1 接收

4.1.1 核对新器械的名称、规格、型号、产品批号、数量，检查新器械的功能完好性。

4.1.2 应获取新器械的医疗器械说明书，并根据说明书的要求进行灭菌有效性测试。

4.1.3 应根据医疗器械说明书的清洗、消毒、灭菌方法对员工进行培训。

4.1.4 精密、易损、贵重等特殊器械的处理严格遵循医疗器械说明书。

4.2 首次清洗

4.2.1 新器械使用前应彻底清洗，去除器械表面的油脂和杂质、并按需进行钝化处理。

4.2.2 遵循医疗器械说明书选择清洗方法。

4.2.3 在清洗处理时应使用专用支架或固定装置。

5. 非本院手术器械管理

非本院手术器械包括由器械供应商租借给医院可重复使用，主要用于与植入物相关手术的外来医疗器械，还包括因医疗需要借用或试用的手术器械。

5.1 外来医疗器械的管理与再处理

应遵循 WS 310 的要求。

5.2 借用或试用的手术器械的管理

5.2.1 应符合医院相关管理规定。

5.2.2 应遵循说明书评估清洗、消毒、灭菌的方法，按需要进行灭菌有效性测试。

5.2.3 归还前应由消毒供应中心完成清洗消毒。

6. 维修器械管理

6.1 维修前交接

6.1.1 维修前应先清洗消毒处理。

6.1.2 器械维修前交接包括器械名称、规格、型号、数量，损坏器械部位。

6.1.3 精密、易损、贵重器械，应放置于专用的包装容器内转运。

6.2 维修后交接

6.2.1 器械维修后交接包括器械名称、规格、型号、维修日期及更换的零部件。

6.2.2 目测或使用带光源的放大镜确认维修器械功能良好。

6.2.3 与维修人员或手术室人员双方签字确认，填写维修交接记录单。

6.2.4 维修后的器械应进行清洗消毒后备用。

第八篇

消毒供应中心质量管理

1. 概述

消毒供应中心工作是护理管理的组成部分。消毒供应中心管理是以提高重复使用医疗器械、器具及物品质量和服务为目的，以 WS 310 标准为准则，理顺健全管理体制，完善组织架构和规章制度，明确并落实各项工作流程和标准，达到对最终质量的控制和持续改进。良好的质量管理机制是 CSSD 落实技术操作规程的基础和保障，从而达到确保无菌物品安全的质量管理目标。

2. 术语定义

2.1 质量（quality）

质量是指产品符合规定要求的程度。

2.2 质量管理体系（quality management system）

质量管理体系是指在消毒供应中心组织建立方针和目标，并建立一系列过程，以实现目标。这种目标管理体现了管理的以终为始的性质，确保质量体系能够推动和促进持续的质量改进。

2.3 质量控制（quality control）

消毒供应中心质量控制是指系列的清洗、消毒、灭菌操作的过程记录和操作标准，在工作环节严格执行，清洗、消毒和灭菌效果监测合格的管理行为。

2.4 消毒供应中心质量改进（CSSD quality improvement）

消毒供应中心质量改进是指通过品管圈（quality control

circle，QCC）、失效模式和效应分析（failure mode and effects analysis，FMEA）等一系列的方法，改进工作过程，预防不合格消毒及灭菌事件的发生，实现以追求更高的过程效益和效率为目标的管理方法。

2.5 召回（recall）

召回是指医院消毒供应中心按照规定的程序收回已发放至临床科室存在安全隐患的灭菌物品。

2.6 湿包（wet pack）

湿包是指经灭菌和冷却后，肉眼可见包内或包外存在潮湿、水珠等现象的灭菌包。

2.7 绩效管理（performance management）

绩效管理是指各级管理者和员工为了达到组织目标共同参与的绩效计划制订、绩效辅导沟通、绩效考核评价、绩效结果应用、绩效目标提升的持续循环过程。

2.8 成本管理（cost management）

成本管理是指企业生产经营过程中各项成本核算、成本分析、成本决策和成本控制等一系列的科学管理行为。

2.9 消毒供应中心成本管理（cost management of CSSD）

消毒供应中心成本管理是指对消毒供应中心工作过程中所发生的各项人力资源、设备设施、耗材以及流程中产生的耗费等成本进行科学管理。

2.10 成本核算（cost accounting）

成本核算是指根据事先确定的成本核算对象，选择合适的成本计算方法，将企业在生产经营过程中发生的各种耗费按照一定的对象进行分配和归集，以计算总成本和单位成本的过程。

2.11 医院成本核算（hospital cost accounting）

医院成本核算是指医院将其业务活动中发生的各种耗费按照核算对象进行归集和分配。按照成本核算的对象，可分为科室成本、诊次成本、医疗服务项目成本、病种成本等。

3. 消毒供应中心质量管理

3.1 基本原则

3.1.1 应将消毒供应中心工作管理纳入医疗质量管理；医院职能部门在各自职权范围内，履行对消毒供应中心的相应管理职责。

3.1.2 建立健全岗位职责、操作规程、消毒隔离、质量管理、设备管理等相关制度。

3.1.3 建立健全器械管理、工作报告制度、工作流程的质量检查及记录。建立并实施复用医疗器械清洗、消毒、灭菌及供应工作的质量管理。

3.1.4 建立消毒供应中心质量管理小组，持续对工作质量进行分析、评价、反馈，并加以改进。

3.1.5 建立质量监测和质量评价，并记录建档。

3.1.6 建立质量管理追溯制度，完善质量控制过程的相关记录以及无菌物品缺陷召回制度。

3.1.7 应以制度明确相关职能部门、临床科室、手术室、CSSD 在植入物与外来医疗器械的管理、交接和清洗、消毒及灭菌过程中的责任。

3.1.8 应采用数字化信息系统对消毒供应中心进行质量管理。

3.2 重复使用医疗器械清洗、消毒、灭菌质量管理和制度

3.2.1 应按照安全、及时、有效、经济的原则，开展器械处理过程的质量控制和管理。

3.2.2 复用医疗器械采取集中管理工作方式，保证医院复用物品质量安全。

3.2.3 执行查对制度，确保工作环节质量合格。

3.2.4 应制订清洗、消毒、灭菌技术操作规程，建立日常监测和定期检测管理制度。

3.2.5 应建立手术器械的装配及功能检查的技术规程。

3.2.6 建立超重超大器械、首次灭菌、更换包装材料等灭菌效果确认的管理制度。

3.3 外来医疗器械及植入物的质量管理和制度

3.3.1 应遵循相关规定在使用前由医院与厂家或供应商签订协议，提供外来医疗器械与植入物的清洗、消毒、包装、灭菌方法与参数等内容的说明书。

3.3.2 建立和完善植入物常规发放和紧急情况放行的管理制度。

3.3.3 应建立外来医疗器械专岗负责制，建立消毒供应中心人员关于植入物与外来医疗器械处置的培训制度。

3.3.4 应保证足够的处置时间，择期手术最晚应于术前日 15 时前将器械送达 CSSD，急诊手术器械应及时送达。

3.3.5 应遵照 WS 310.2 和 WS 310.3 的规定，建立健全外

来医疗器械使用前后清洗、消毒、灭菌及监测管理制度与工作流程。使用后的外来医疗器械，应由 CSSD 清洗消毒后方可交器械供应商。

3.3.6 建立定期对外来医疗器械及植入物的质量改进制度，对存在的问题进行统计分析及处理。

3.4 设备设施的质量管理和制度

3.4.1 应建立清洗消毒设备新安装、更新、大修、更换清洗剂、改变消毒参数或装载方法等的管理制度。遵循生产厂家的使用说明或指导手册进行检测，清洗消毒质量检测合格后，清洗消毒器方可使用。

3.4.2 应建立灭菌设备新安装、移位和大修后的管理制度。应进行物理监测法、化学监测法和生物监测法监测（重复三次），监测合格后，灭菌设备方可使用。

3.4.3 应建立医用封口机、干燥设备等辅助设备的管理制度。应遵循设备说明书进行日常和定期性能测试。

3.4.4 应建立设备日常保养和定期预防性维护的管理制度。

3.5 耗材的质量管理和制度

3.5.1 应建立定期对医用清洗剂、消毒剂、医用润滑剂、包装材料、监测材料等质量检查的制度。

3.5.2 建立耗材进货验收和出入库管理制度

3.6 采用其他医院或医疗消毒供应中心提供消毒灭菌服务的医院的消毒供应质量管理要求

3.6.1 应对提供服务的医院或医疗消毒供应中心的资质进

行审核，具有医疗机构执业许可证。

3.6.2 应对其分区、布局、设备设施、管理制度（含突发事件的应急预案）及操作流程等进行安全风险评估，并具有数字化质量追溯系统，签订协议，明确双方的责任。

3.6.3 应建立诊疗器械、器具和物品交接与质量检查及验收制度，并设专人负责；加强物品运送交接等环节的管理。规范现场交接、质量检查及验收工作，并完善签字程序。

3.6.4 应定期对其清洗消毒灭菌工作进行质量评价；提供无菌的复用诊疗器械、器具和物品时，应当提供相关的监测和检测结果报告。

3.6.5 应及时向医疗消毒供应中心反馈质量验收、评价及使用过程中存在问题，并要求落实改进措施。

4. 消毒供应中心组织管理

4.1 应在院领导或相关职能部门的直接领导下开展工作

4.2 消毒供应中心的人员应实行层级管理

设（科）护士长或主任，全面负责消毒供应中心工作的计划、组织、实施及质量控制等管理职责。各工作区域可设组长和质检员。

4.3 人力资源配置

4.3.1 应科学、合理配置具有执业资格的护士、消毒员和其他工作人员。

4.3.2 消毒供应中心工作人员配置数量应与医院规模及工作任务相适宜。应充分考虑集中管理工作的任务量，专科器械清洗、消毒、灭菌量，设备设施自动化程度，供应范围，运输距离等情况。

4.3.3 岗位设置及要求

4.3.3.1 岗位设置：按工作性质和工作流程的要求可分为管理岗位和技能岗位。岗位设置可根据承担的工作任务、工作性质进行调整。

4.3.3.1.1 管理岗位分为科护士长/护士长、区域组长、教学组长等。

4.3.3.1.2 技术岗位分为回收、接收分类、清洗消毒、检查包装、灭菌、发放、下送、质量检查、设备维护等岗位人员。

4.3.3.2 人员要求：岗位人员应符合能级对应，根据各岗位工作的需求不同，按照岗位的技术难度、风险程度、质量影响、效率影响、人员替换等因素，进行人员分层级的使用和配置。

4.3.3.2.1 消毒供应中心的管理者应具备本科或以上学历和护士执业资格，具有较强的学习能力，有消毒供应岗位工作的经验，接受过系统的医院感染控制和消毒供应专科知识的学习和培训。

4.3.3.2.2 消毒供应中心护士应具备护士执业资格，还应接受消毒供应中心专科护士继续教育培训。

4.3.3.2.3 灭菌岗位人员应经过与其岗位工作相应的灭菌知识和技能培训，考核合格后方可上岗，压力蒸汽灭菌岗位人员还应取得中华人民共和国特种设备相关的作业人员证书。

4.3.3.2.4 专科器械岗位人员应具备一定年资的本专业岗位工作背景，熟练掌握岗位操作技能和知识；经过相应的岗位培训考核。

4.3.3.2.5 其他工作人员应当经过与其岗位工作相应的岗位培训，考核合格后方可上岗。

4.3.4 岗位职责

4.3.4.1 应建立消毒供应中心岗位职责的管理制度。

4.3.4.2 岗位职责包括岗位工作内容、责任权限等。

4.3.4.2.1 科护士长 / 护士长岗位职责

（1）在消毒供应中心上级主管部门的领导下工作，全面负责科室业务技术、教学、科研、行政管理和绩效考核等工作。

（2）制订各项工作计划、规章制度、质量标准和应急预案等，并组织实施、检查、评价、总结，进行质量持续改进，保障医疗安全。

（3）监督设备的日常检查和维修保养，参与解决设备的故障、技术疑难问题，建立设备档案，并及时向有关部门汇报。

（4）组织科室人员做好业务技术培训，开展技术革新，促进工作提升。

（5）负责科室团队建设和人员梯队培养。

（6）负责与临床科室间的沟通协调、意见反馈及改进工作。

（7）负责科室的成本核算和控制，节约医疗资源。

（8）做好医院各项会议内容的上传下达工作，积极根据医院工作部署，完成本科室工作内容。

（9）负责科室的安全生产，督促科室人员定期进行应急预案演练，保证消防器材等应急设备处于备用状态，并负责安全事故的应急处理。督促工作人员做好职业防护，维护职业安全。

（10）建立质量管理体系，制订质控工作流程并实施，定期召开质控工作会议，不断提升工作质量。

（11）了解专业前沿动态和专科发展趋势，对本科室专业发展具有前瞻性、科学性的长远规划。

（12）具备科研能力，积极开展科学研究，推动专科发展。

4.3.4.2.2 区域组长岗位职责

（1）在护士长领导下工作，负责区域工作管理，参与消毒供应中心质量控制和持续改进，并负责改进措施的落实。

（2）协助护士长负责本区域内的人员、物资、设备的安排和协调，带领本区域内员工按时、按质、按量完成本区域工作任务。

（3）负责本区域各个环节质量的检查与督导，督促本组人员严格执行各项规章制度和操作规程，保证安全生产，杜绝差错事故的发生。

（4）能正确地评估工作区域中存在或潜在的风险，及时有效地协调和处理不良事件，解决本区域存在的安全问题。掌握突发事件应急预案，出现紧急情况能及时、正确处理。

（5）负责本区域质量管理，定期对所负责区域工作质量进行考核、汇总、分析和改进。

（6）负责区域内设备的日常维护，保证设备正常运转。

（7）根据区域具体工作情况给予岗位操作人员相应培训和指导。

4.3.4.2.3 教学组长岗位职责

（1）在护士长的领导下工作，负责消毒供应中心教学任务和员工继续教育的管理与落实，参与消毒供应中心专业发展和持续改进。

（2）根据不同层级人员、不同岗位职责拟订科室年度培训计划，定期组织科室工作人员进行业务学习、技能培训和考试考核。

（3）负责实习、进修人员的教学与培训工作；协助护士长完成其他教学工作，如开展专科培训班等。

（4）根据工作计划，定期组织科室人员进行应急预案演练。

（5）负责各项培训及应急预案演练记录的书写。

（6）积极探索新的教学方法，不断提升教学质量；定期评价培训效果，发现培训中存在的问题，提出整改措施并落实。

4.3.4.2.4 回收岗位职责

（1）负责按时回收临床科室可重复使用的污染器械、器具和物品，回收时确保数量准确，避免发生丢失和损坏。

（2）回收污染物品时，遵循标准预防要求，不污染医院科室环境。

（3）熟悉各临床科室的专科器械，正确使用回收容器，不损坏器械。

（4）严格执行回收岗位操作规程，正确交接，安全转运，符合质量要求。

（5）负责回收容器的清洗消毒。

（6）负责检查临床科室特殊污染物品的标识、包装是否符合规范，避免交叉感染。

（7）及时反馈临床各科室意见，不断提升工作质量。

（8）遇到特殊情况时，要分析原因，做好交接，确保问题得到解决。

（9）与临床科室工作人员保持良好沟通。

4.3.4.2.5　接收分类岗位职责

（1）负责接收清点已回收的污染物品及器械，发现回收物品的数量与功能异常时应及时沟通或报告。

（2）负责器械的分类，熟练掌握器械分类的原则。

（3）掌握器械的正确拆卸和分类用具的使用。

（4）正确执行接收分类岗位操作规程，并符合质量要求。

（5）严格执行个人防护和消毒隔离制度。

4.3.4.2.6　清洗岗位职责

（1）评估器械污染种类或程度、结构和材质，正确选择预处理方法、清洗工具和清洗方法。

（2）正确使用清洗设备与设施，对器械清洗质量达到合格标准负责。

（3）手工清洗应严格执行手工清洗操作流程；机械清洗应遵循厂家说明书选择清洗程序，正确使用清洗架进行装载，准确记录清洗运行参数。

（4）严格执行个人防护和消毒隔离制度。

（5）评估器械清洗质量，定期检查工作流程执行效果，不断提高清洗质量。

（6）正确配制清洗液、消毒液、除锈剂、润滑剂，掌握有效浓度、浸泡时间及其他影响因素对作用效果的影响。

（7）做好清洗消毒设备的日常维护与保养，保证其正常运转。

（8）定期检查清洗用水的水质，确保其符合规范要求。

（9）对于特殊感染疾病患者使用后的器械应执行专门的操作规程和处理流程。

（10）正确进行各类废物的分类处理工作，防止交叉感染。

（11）做好去污区的环境管理，保持清洗工具和洁具清洁、整齐。

（12）负责去污区的相关文件的记录和存档。

4.3.4.2.7 检查保养岗位职责

（1）正确掌握器械检查保养方法及工具的使用。

（2）严格执行手卫生，确保器械不被二次污染。

（3）负责器械、器具和物品的清洗质量日常检查。

（4）负责器械、器具和物品的功能检查。

（5）负责器械的日常及定期维护保养。

（6）负责器械数量的清点，确保无误。

（7）负责器械、器具和物品检查保养的相关文件的记录和存档。

4.3.4.2.8 包装岗位职责

（1）维持包装环境清洁，严格做好手卫生，确保器械不被二次污染。

（2）负责器械的组装，按照器械明细单装配、清点、核对器械；器械摆放顺序符合灭菌和临床使用要求。

（3）正确选择包装材料，包装材料应符合质量要求。

（4）正确掌握包装方法和包装用具的使用。

（5）严格执行各类器械包装操作规程，每件灭菌包的密封和闭合达到标准要求。

（6）每个灭菌包的包内化学指示卡、包外化学指示物及包外标识准确，符合要求。

4.3.4.2.9 灭菌岗位职责

（1）必须持证上岗，负责各类物品的灭菌和记录工作，按时、按质、按量完成任务。

（2）负责安全操作各类灭菌器，正确执行操作规程，保证灭菌器的正常运行。

（3）落实灭菌器每天工作前准备工作达到要求，包括水、电和蒸汽等各项技术参数符合灭菌工作要求。

（4）根据物品种类选择相应的灭菌方法及装载方式。

（5）严格做好手卫生。

（6）做好灭菌过程的物理监测，正确卸载灭菌物品，并做好记录。

（7）掌握灭菌器常见故障的处理。

（8）发生突发事件时，正确执行应急预案，确保安全。

（9）负责湿包的监测、记录及反馈。

（10）发现灭菌质量不合格应及时报告，并协助分析原因，及时处理。

（11）负责灭菌器的清洁、保养和维护。保证设备性能良好、运转正常。

4.3.4.2.10 无菌物品发放岗位职责

（1）负责对进入无菌物品存放区的灭菌物品进行质量确认，严格执行查对制度，合格后方可存入。

（2）保持无菌物品存放环境清洁，物品放置有序。

（3）严格做好手卫生。

（4）无菌物品分类放置，标识清楚，物品数量准确无误。

（5）严格执行发放制度和流程，保证各类物品充足，根据科室需要安排物品发放，确保临床物品的及时供应，保证物品质量。

（6）发放物品的记录具有可追溯性。

4.3.4.2.11 质量检查岗位职责

（1）负责消毒供应中心各项质量监测工作。

（2）指导和督促工作人员严格落实医院感染预防与控制及其他各项工作制度和措施，正确执行标准预防技术，确保工作质量达到预期目标。

（3）负责科室的定期质量检查和质量评价工作，发现问题，及时查找原因并制订相应对策。

（4）对清洗、消毒、灭菌运行参数进行复核，准确判断消毒灭菌效果，并签名。

（5）负责收集整理清洗、消毒、灭菌监测资料，按要求归档并保存。

（6）定期对工作人员进行手卫生和环境的监测。

（7）熟知灭菌失败处理流程和生物监测不合格时的物品召回流程。

（8）发现监测阳性结果报告时，及时报告护士长，并协助查找和分析原因。

（9）负责新材料、新方法、新设备及新器械首次使用的监测工作。

（10）负责清洗消毒、包装、灭菌等设备的年度检测。

（11）负责清洗质量的定期监测工作。

（12）根据各项质量评价指标进行质量统计和分析，形成报告并归档。

4.3.4.2.12 下送岗位职责

（1）严格做好手卫生。

（2）负责可重复使用器械、器具、物品和一次性使用无菌物品的运送工作，保证无菌物品的及时供应。

（3）严格执行消毒隔离制度，保证器械、器具和物品运送安全，防止二次污染。

（4）负责与临床科室正确交接；准确填写相关记录。

（5）及时反馈临床各科室的意见，不断提高工作质量。

（6）负责运送工具的清洗消毒和存放。

5. 消毒供应中心绩效管理

5.1 绩效管理的实施目的

5.1.1 通过绩效管理，完成消毒供应中心工作目标。绩效管理是连接员工个体行为和科室工作目标最直接的桥梁，绩效目标通过层层分解，具体到工作岗位，员工才能明确自己的工作内容和努力的方向，更加有计划地投入工作当中。

5.1.2 运用绩效管理，改善消毒供应中心工作流程，降低消毒供应中心运行成本，提高质量及运行效率。

5.1.3 通过绩效管理，合理定岗定编。工作中分工明确、责任到人，完善符合消毒供应中心专业发展目标的合理薪酬体系，构建积极的团队文化。

5.1.4 通过绩效考核，科学安排员工培训。绩效考核结果可以作为员工培训发展、职业规划的参考依据；可以让管理者更加直观地了解员工的绩效表现，有针对性地计划和开展培训，提高员工的绩效能力。

5.1.5 绩效管理是一个持续的闭循环过程，一个循环实施过程中积累的经验，可以为下一期绩效目标的实现做准备。

5.1.6 绩效管理的最终目标是持续提升个人、部门和组织的绩效，促进消毒供应中心和员工共同发展。

5.2 绩效管理的实施方法

绩效管理的实施分为五个阶段：准备阶段、实施阶段、考评阶段、总结阶段和应用开发阶段。

5.2.1 准备阶段　为绩效管理体系运行提供各种前期的

保证。

5.2.1.1 明确消毒供应中心绩效管理的对象以及各个管理层级的关系。

5.2.1.2 根据考评的对象，正确选择考评方法。

5.2.1.3 根据考评的方法，提出消毒供应中心绩效考评指标和体系。

5.2.1.3.1 按照工作区域以工作说明书和质量评价指标为依据确定绩效标准。

5.2.1.3.2 以工作岗位的基本要求为依据制订绩效考评标准。

5.2.1.3.3 绩效评价标准一般包括以下两类基本内容：

（1）工作职责、工作的质量以及一些相关指标。

（2）明确被评价者具体的工作要求。

5.2.1.4 对绩效管理的运行程序、实施步骤提出具体要求。

5.2.2 实施阶段

5.2.2.1 根据绩效考核规则、考核的对象、考核比例、考核时间、考核标准分值等定期进行考核。应用绩效考核对全体人员的工作绩效进行全面的考核，按照岗位、护理层级逐级进行。

5.2.2.2 实施阶段绩效考评的领导者和考评者应注意以下两点：

5.2.2.2.1 通过提高员工的工作绩效，增强核心竞争力。

5.2.2.2.2 收集信息，并注意资料的累积。

5.2.3 考核阶段 是绩效管理的重心。

5.2.3.1　在实施绩效考核的过程中，要在各级人员绩效评价标准的基础上，将具体工作人员或管理者的实际工作表现与所制订的标准进行比较，并加以分析评估。

5.2.3.2　考核的组织实施工作：①绩效考评的准确性；②绩效考评的公正性，确保绩效评审系统和员工申诉系统能良好运行；③考评结果的反馈方式；④考评使用表格的再检验；⑤考评方法的再审核。

5.2.4　总结阶段　是各个层面、上下级之间进行绩效面谈、沟通管理信息、互相激励的过程，也是对绩效管理体系乃至总体管理状况、水平进行必要检测、评估和诊断的过程。

5.2.4.1　总结反馈绩效结果是主管部门及消毒供应中心管理者应当履行的重要职责。其促进管理者与工作人员一起分析工作中存在的不足以及确定改进措施。

5.2.4.2　总结阶段的工作：①各个考评者完成考评工作，形成考评结果的分析报告；②针对绩效诊断所揭示的问题，写出具体分析报告；③制订下一期绩效计划；④汇总各方面意见，对绩效管理制度、体系、指标和标准、考评表格等相关内容提出调整和修改的具体计划。

5.2.5　应用开发阶段　既是绩效管理的终点，又是下一期的新绩效管理工作循环的起点。

5.2.5.1　消毒供应中心管理者可以根据绩效考核的结果，有针对性地对员工进行培训，提高员工的知识储备和工作技能；根据考评结果修正考核指标，提高指标的评价效能，使绩效管理更加科学化。

5.2.5.2 应用开发阶段的工作：①考评者绩效管理能力的开发；②考评者绩效开发；③绩效管理系统开发；④科室组织的绩效开发。

6. 消毒供应中心成本管理

6.1 成本管理的目标

成本管理的目标从根本上来说是要提高组织的经济效益，可分为总体目标和具体目标。

6.1.1 总体目标

6.1.1.1 成本管理的总体目标为组织整体的经营目标服务，为管理者提供决策所需成本信息并通过各种经济、技术和组织手段控制成本，实现成本的持续性降低。

6.1.1.2 消毒供应中心是面向全院提供重复使用器械、器具和物品清洗、消毒、灭菌并供应无菌物品的部门，其成本管理总体目标是通过科学的预测、分析、比较、预算、控制、考核和评价等方法，在确保质量的基础上，提升运营效率和供应能力，实现效益的最大化。

6.1.2 具体目标　成本管理的具体目标表现为成本计算的目标和成本控制的目标。

6.1.2.1 成本计算的目标：成本计算的最终目标是为管理者提供成本信息，以优化管理行为并服务运营决策。通过成本差异分析、评价管理人员的业绩，促使管理人员采取改进措施；通过盈亏平衡分析等方法，提供成本管理信息，有效满足组织经营决策对成本信息的需求。

6.1.2.2 成本控制的目标：成本控制的最终目标是降低组织的成本耗费。实施低成本战略的组织，表现为对生产成本和经营费用的控制。实施差异化战略的组织，表现为对产品所处生命周期不同阶段发生的成本的控制，如对研发成本、制造成本、营销成本等进行控制。

6.1.2.3 消毒供应中心成本管理的具体目标是通过开展精细化管理手段进行运营成本管理、约束和调节，明确各运营环节中涉及的建筑、人员、设备、物资、耗材等的使用与消耗，以各项最小的支出保证科室节约可控成本，实现节流与开源并举。

6.2 成本管理的实施方法

6.2.1 成本核算

6.2.1.1 成本核算的原则：成本核算应遵循合法性、可靠性、相关性、分期核算、权责发生制、按实际成本计价、收支配比、一致性、重要性等原则。

6.2.1.2 成本核算的方法

6.2.1.2.1 首先审核生产经营管理费用，实现对生产经营管理费用和产品成本直接的管理和控制。

6.2.1.2.2 对已发生的费用按照用途进行分配和归集，计算各种产品的总成本和单位成本，为成本管理提供真实的成本资料。

6.2.1.2.3 消毒供应中心应按照上述方法对本科室产生的及相关科室产生的各项成本进行成本核算。

6.2.2 成本的归集和分配

6.2.2.1 成本的归集是指基于一定目的，按照预定成本计算对象进行成本数据收集或汇总的过程。

6.2.2.2 成本的分配是指将归集的间接成本分配给成本对象的过程，又称间接成本的分摊或分派。

6.2.3 成本分析　成本分析是按照一定的原则、采用一定的方法，利用成本核算及其他有关资料，分析成本水平与构成的变动情况，研究影响成本升降的各种因素及其变动原因，寻找降低成本途径的分析方法。成本分析是成本管理的重要组成部分，其作用是正确评价成本计划的执行结果，揭示成本升降的变动原因，为编制成本计划和制订经营决策提供重要依据。

6.2.4 成本控制　成本控制是指根据成本管理目标运用成本管理方法对生产过程中发生的各项费用进行调节和限制，以实现成本管理目标的管理行为。成本控制是全员参与和全过程控制的过程，要求根据医院的具体情况，妥善处理好成本控制目标、控制主体和控制对象之间的关系，以最合理的成本控制方式，取得最好的控制效果。

6.3 消毒供应中心成本核算

6.3.1 消毒供应中心成本核算是以单一器械、成套器械或科室作为成本核算单元，核算消毒供应人员在处理消毒与灭菌产品的全过程中，发生的各种物化劳动和劳动耗费的费用表现。

6.3.2 消毒供应中心生产成本包括必要的建筑、各种设备设施和人力等生产经营管理成本，以及从回收到再处理、供应过程中消耗的各种直接成本和管理成本。

6.3.3 消毒供应中心将这些成本按一定的对象和标准归集和分配，计算处理各类消毒灭菌包的成本和单位成本，制订医院内部转移价格，即消毒供应中心与临床科室之间进行内部结算和责任结转时所采用的价格标准。临床的支出即为消毒供应中心的收入。

6.3.4 成本核算的基本要求

6.3.4.1 应遵循国家相关法规的规定，进行成本核算，确定成本开支范围。严格遵守各项管理制度、操作规程及质量标准的规定，并根据具体情况确定成本核算的组织方式。消毒供应中心成本核算应纳入医院整体经济管理。

6.3.4.2 建立健全的消毒供应中心原始记录。对所清洗、消毒、灭菌的物品实际处理量进行真实的记录，也能对清洗、消毒、灭菌成本实际支出进行有效控制。

6.3.4.3 应建立并严格执行消毒供应中心物品管理制度。包括各类耗材的计量、领发记录、定期盘点、进出库等；消毒供应中心与科室间物品回收、下送的数量统计、耗损折旧等记录；应明确原材料，水、电、蒸汽，设备设施，器械等消耗定额。

6.3.5 成本核算的目的

6.3.5.1 通过核算科室的收入、支出、结余，达到了解、掌握、管理与发展科室的目的。

6.3.5.2 成本核算能够发现消毒供应中心管理环节中的问题，梳理和细化各工作环节的操作及质量标准。

6.3.5.3 对不同的工作流程进行成本核算，可以发现哪个工作流程的成本最高，评估设计是否合理，科学地评价质量与效率。根据成本核算所反映的问题，明确管理目标，对工作流程进行优化与改进。

6.3.5.4 各工作区域的工作效率可以在成本核算的数据中得到客观反映，每个工作环节均涉及运行成本，可反映各工作区域的工作量增减变化，可随时反映设备、器械、器具整个使用周期的变化，对大型设备的使用率及产出进行分析，提高使用率，也为设备更新和改造提供数据。

6.3.6 成本核算的分类及方法

6.3.6.1 成本分为直接成本和间接成本。

6.3.6.1.1 直接成本是可直接计入清洗、消毒、灭菌物品生产过程的费用。包括每件或每包产品生产过程所发生的费用，如水、清洁剂、清洗消毒器运行所需能源、消毒剂、包装材料、化学及生物监测材料、灭菌器运行及工时等所需的费用。

6.3.6.1.2 间接成本即不能直接计入清洗、消毒、灭菌物品生产过程的费用。包括消毒供应中心管理发生的各项支出，人员费用及培训费，固定资产、大型设备和器械的折旧费、修缮费、购置费等其他费用。

6.3.6.2 成本核算的方法因各医院实际情况不同也有所不同。

6.3.6.2.1 可按工作区域分别计算间接成本。如电费、水费、蒸汽费用、人工费用、房屋折旧、设备折旧、设备维护保养费等，将间接成本分摊到每个工作区域，可计算出工作区域的基础成本。对医院固定资产折旧年限，按照医院具体规定执行。

6.3.6.2.2 可分别计算每项流程直接成本。根据回收、分类、清洗、消毒、包装、灭菌、监测、存放、配送等流程进行每项流程成本计算。每件物品的成本，从回收到配送的每个环节所形成的生产消耗费用均清晰明了。

6.3.6.2.3 灭菌包内的器械物品均由消毒供应中心购置时，器械物品与包装材料等均纳入直接成本进行核算，直接成本包括工时与材料费；对处理器械所需消毒剂、清洁剂、除锈剂、润滑剂、包内及包外化学指示物、B-D 测试包、生物指示物、包装材料等物品按购入价核算费用；多次使用的物品进行成本折旧核算；一次性用品则按进价进行核算。再加上间接成本分摊的费用，成本受到多种因素的影响，例如耗材价格变化等。

6.3.6.2.4 灭菌包内专科手术器械归使用科室或设备物资部购置时，灭菌包成本费用组成是直接成本＋间接成本。器械费用及折旧费由医院计入使用科室成本，而消毒供应中心核算成本分配时不计入科室灭菌包重复使用费用之中。

6.3.6.2.5 区域化集中供应无菌包成本核算。区域化集中供应除上述成本外，还应考虑转运车辆保险费、折旧费、油耗费及车辆清洗消毒费、转运周转箱折旧及清洗消毒费、驾驶员工资、质控员工资、各种应急处理增加的成本费（包括特别天气和路况、非正常时间应急供应）等。不同的器械供应模式，如租赁式器械无菌包和自行提供式器械无菌包，其成本核算方式不同，租赁式器械无菌包器械折旧费列入成本计算范畴，应考虑器械报损成本。

6.4 消毒供应中心成本分析

消毒供应中心成本分析是运用成本分析的技术方法，通过对比分析法等，主要完成对实际成本数据变动率的计算及原因分析、实际成本数据与历史平均（或上期）成本数据的变动比较、实际成本中各项数据的分析比较，有助于帮助消毒供应中心管理者了解不同时期成本变动发展的趋势。

6.4.1 成本分析的目的　通过成本分析的所有数据，真实地反映消毒供应中心的成本，有助于帮助消毒供应中心管理者清楚地看到成本升降变动的原因，并能从中找到最佳的成本控制途径，正确评估消毒供应中心成本计划的执行结果，为做好消毒供应中心成本计划和决策提供重要的科学依据。

6.4.2 成本分析的指标和内容

6.4.2.1 成本分析指标：可以选择成本升降率作为消毒供应中心的成本分析指标，公式为：成本升降率 =（实际成本 - 计划成本）/ 计划成本 ×100%，最后根据此指标，进行原因分析，对不合理的因素进行控制。

6.4.2.2 成本分析内容：包括消毒供应中心建筑及装修成本、设备投入及维修成本、管理成本、消耗材料及人力资源成本。人力资源和人的知识、能力及内在的创造性资源密切相关，而此部分对费用成本、工作量、工作的分配及考核等有很大的影响。

6.4.3 成本分析的主要步骤

6.4.3.1 明确成本分析的目的：包括降低成本、找到成本降低点，为评价提供依据，为决策提供信息支持。

6.4.3.2 确定成本分析的对象：包括对材料成本、员工成本、管理费用等进行分析。

6.4.3.3 数据的收集与汇总：收集、汇总数据要及时、准确、完整。

6.4.3.4 运用恰当的成本分析方法：方法应简单、实际、易于得出结果。常用的三种成本分析法有比较分析法、比率分析法、因素分析法。

6.4.3.4.1 比较分析法：比较分析法可分为同比分析和环比分析。在实际分析过程中，由于同比分析具有可比性和借鉴意义，一般用得最多。通过比较分析，可一般地了解科室成本的升降情况及发展趋势，查明原因，找出差距，提出进一步改进的措施。

6.4.3.4.2 比率分析法：比率分析法是指将不同指标放在一起，比较并分析其所构成的比值的方法。它的基本特点是，先把比较分析的数值变成相对数，再观察其相互之间的关系。常用的比率分析法有相关比率法、构成比率法和动态比率法。

（1）相关比率法：将两个虽然性质不同但又具有相关性的指标加以对比，求出比率，并以此来考察收益的好坏。

（2）构成比率法：又称比重分析法或结构对比分析法。通过构成比率，可以考察成本总量的构成情况及各成本项目占成本总量的比重，同时也可看出量、本、利的比例关系（即计划成本、实际成本和利润的比例关系），从而为寻求降低成本的途径指明方向。

（3）动态比率法：是将同类指标在不同时期的数值进行对比，求出比率，以分析该项指标的发展方向和发展速度。动态比率的计算，通常采用基期指数和环比指数两种方法。

6.4.3.4.3 因素分析法：因素分析法是将某一综合性指标分解为数个相互关联的因素，通过测定这些因素对综合性指标差异额的影响程度来进行分析的方法。在成本分析中采用因素分析法，就是将构成成本的各种因素进行分解，测定各个因素变动对成本计划完成情况的影响程度，并由此对部门的成本计划执行情况进行评价，从而提出进一步的改进措施。

6.4.3.5 得出成本分析结论：结论要鲜明简练、呈现事实、解释变化。

6.4.3.6 提出优化与改进意见。

6.5 消毒供应中心成本控制

消毒供应中心成本控制是指在器械、器具及物品的再处理过程中，使成本控制在预定的成本范围之内的一种管理行为，应包括成本核算、预测、决策计划、控制、分析和考核等多个方面。成本控制的内容包括物品采购成本、保存成本、清洗成本、包装成本、灭菌成本和质量成本的控制等，既有物资成本，也有人员成本，重要的是还有工作流程与质量的成本。

6.5.1 成本预测

6.5.1.1 成本预测作为成本控制中的重要环节，能让消毒供应中心管理者在掌握总体运营成本的基础上，对直接成本和间接成本中容易发生变化的因素适时调整，以达到持续的控制。

6.5.1.2 依据成本有关的多种数据资料以及物价发生的变化等，对未来的成本水平及其变化趋势进行科学的预测，包括日预测、周预测、月预测、季预测、年预测，由此提高消毒供应中心成本控制的有效性。

6.5.2 成本决策计划

6.5.2.1 在成本预测的基础上，根据医院消毒供应中心的实际情况进行有效的成本决策，拟订成本计划。

6.5.2.2 可规定计划期内完成临床所需清洗、消毒、灭菌任务应支出的具体成本费用，采取相应措施。定期对消毒供应中心成本核算提供的数据和相关资料进行分析，根据标准进行计算，和前一年同一时期或同一年的前一阶段进行比较，确定成本差异，分析成本变动因素及原因，及时采取有效措施，消除偏差，从而降低成本。

6.5.3 成本考核

6.5.3.1 消毒供应中心成本考核是医院对消毒供应中心管理者的成本决策计划、成本控制、成本核算及成本分析等一系列管理工作进行总体量化，从而达到医院对消毒供应中心成本管理的目标。

6.5.3.2 消毒供应中心管理者若要将成本考核列入工作人员绩效考核范围，首先应尽可能将成本计划分解、分析，分别落实到消毒供应中心各区域的不同岗位，让每一位工作人员熟悉工作内容、明确岗位职责、了解绩效目标，再根据绩效管理的具体实施方案进行考核，达到成本控制的效果。

第九篇

消毒供应中心
质量管理方法

1. 概述

应用常用的质量管理方法，包括记录数据分析法、PDCA循环、失效模型和效应分析、根本原因分析法、五常法等，对消毒供应中心工作的计划制订、过程管理、流程优化及质量控制进行评价、分析和反馈，明确质量管理目标；通过循证实践，应用最新最佳的证据解决实际工作问题；建立消毒供应中心质量评价指标，形成科学有效的质量管理系统，帮助管理者不断提升管理水平，促进管理理念的创新，达到可重复使用的医疗器械、器具和物品清洗、消毒、灭菌全过程的质量、效果和效率持续改进的目标。

2. 记录数据分析法

2.1 目的

系统地收集资料、积累信息、确认事实并对数据进行整理和分析，确认执行情况或完成情况，用于质量控制和持续改进。

2.2 应用方法

2.2.1 前期准备 明确收集资料的目的和所需收集的资料；明确负责人和对资料的分析方法；确定收集的方法，由谁收集、收集的周期、检查时间、检查方法、检查数量等。

2.2.2 比较分析法 比较分析法是统计分析中最常用的方法，是通过有关的指标对比来反映事物数量上的差异和变化的方法，可分为静态比较和动态比较。静态比较是同一时间条件下不同总体指标比较，如不同部门、不同院区的比较，也叫横向比较；动态比较是同一总体条件不同时期指标数值的比较，也叫纵向比较。这两种方法既可单独使用，也可结合使用。如分时段对接收器械的记录（数量、种类和回收时间的数据）进行统计分析，通过周或月的统计对比，确定高峰工作量的时间，手术器械或高危风险器械回收规律，合理安排上班人员和上班时间。

2.2.3 分组分析法　分组分析法是根据统计分析的目的要求，把所研究的总体按照一个或者几个标志划分为若干个部分，加以整理，进行观察、分析，以揭示其内在的联系和规律性。分组分析法的关键在于正确选择分组标值和划分各组界限。如对各类不同器械或不同的清洗方法、包装方法等进行统计，通过数据分析，比较差异，了解工作质量的薄弱环节，控制关键环节，确定工作流程是否需要改进。

3. 根本原因分析法

根本原因分析是一个系统化的问题处理过程，包括确定和分析问题发生的范围、发生的频次数以及原因，找出问题解决办法，并制订问题预防措施和正确的改进措施。其处理问题的过程包括定义问题、分析原因、计划解决方案、实施解决方案、追踪反馈。

3.1 目的

通过根本原因分析，系统化地找出问题及解决问题的方法。应用根本原因分析法的目标是找出：谁、时间、地点、发生了什么、为什么发生和什么办法能够阻止问题再次发生。在消毒供应中心的管理中，运用根本原因分析法能够帮助发现组织管理、工作流程及质量问题的症结，并找出根本性的解决方案。

3.2 应用方法

根本原因分析的工具有鱼骨图、头脑风暴。须分析促使问题产生的原因，包括设备因素、人为因素、系统因素、流程因素等。通过不断地发问，对所有的原因进行分析，逐渐把问题引向更深的层次，直到发现根本原因。

3.2.1 鱼骨图　这是一种描述一个结果和所有可能对它有影响的原因之间的关系的方法，其步骤包括定义问题、作图、描述所有相关的任务、复核图表、确定纠正行动。

3.2.2 头脑风暴法　是揭示所有可能的原因和所有的选择方案并导出纠正措施的最有效的一种方法。

头脑风暴法的规则是绝不批评任何一个想法；快速地写下每个想法并保持思维流畅；鼓励在他人意见的基础上提出想法；鼓励发散性的思考；将规则张贴在团队成员都能看见的地方。指派一个记录员将各种想法写在纸上，要使讨论充满乐趣，记住即使愚蠢的想法也可能使他人想到一个有用的点子。

3.2.3 因果分析—鱼骨图　分析解决缺陷、差错发生的直接原因与间接原因，解决问题的过程与特性容易受到原有的固定思维和管理方法的影响，所以，我们提倡通过头脑风暴的方法，找出这些问题内在的联系因素，按相互关联性整理而成的层次分明、条理清楚并标出重要因素的图形，因其形状如鱼骨，所以又叫鱼骨图（如图 9-3-1），它是一种透过现象看本质的分析方法。

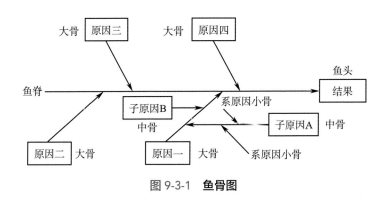

图 9-3-1　**鱼骨图**

3.3　根本原因确定之后，在解决的过程中对其中的偏差进行控制、改正和预防，使质量管理得到整体的改善和提高。

4. PDCA 循环法

PDCA 循环又称戴明环（Deming cycle），是一种科学的工作程序。PDCA 循环是计划、实施、检查、处理四个阶段的循环反复的过程，是一种程序化、标准化、科学化的管理方式。PDCA 循环作为科学的工作程序，是一个有机的整体，缺少任何一个环节都不可能产生预期效果。PDCA 循环作为科学的管理方法，用于护理管理的各项工作和环节。循环过程的各个环节彼此联系、相互作用、互相影响和促进。PDCA 循环又是一个质量持续改进模型，需要不断改进和完善，阶梯式、螺旋式提高，每次循环的结束，都意味着新的循环的开始，使管理的效果从一个水平上升到另一个水平。

4.1 目的

PDCA 循环是发现问题和解决问题的过程。作为质量管理的基本方法，广泛应用于医疗和护理领域的各项工作中。在消毒供应中心通过运用 PDCA 循环，能够提高无菌物品质量、工作质量和服务质量，适用于消毒供应中心的日常管理和项目管理，有助于质量持续改进和提高。

4.2 应用方法

PDCA 循环包括持续改进与不断提高的 4 个阶段［计划（plan，P）；实施（do，D）；检查（check，C）；处理（action，A）］和 8 个步骤，见表 9-4-1。

表 9-4-1　PDCA 循环法的阶段和步骤

阶段	步骤
计划（P）	1. 分析现状，找出问题
	2. 分析各种影响因素或原因
	3. 找出主要影响因素
	4. 针对主要原因，制订措施、计划
实施（D）	5. 执行、实施计划
检查（C）	6. 检查计划执行结果
处理（A）	7. 总结成功经验，制订相应标准
	8. 把未解决或新出现的问题转入下一个 PDCA 循环

4.2.1 计划阶段　第一步分析质量现状，找出存在的质量问题；第二步分析产生质量问题的影响因素或原因；第三步找出影响质量的主要因素；第四步针对影响质量的主要原因研究对策，制订相应的管理方案或措施，提出改进计划和行动方案，并预测实际效果。

4.2.2 实施阶段　将预定的质量计划、目标、措施及分工要求等予以执行，实施计划，为 PDCA 循环的第五步。

4.2.3 检查阶段　根据计划要求，对实际执行情况进行检查，将实际效果与预计目标进行比较，寻找和发现计划执行中的问题并进行改进，为 PDCA 循环的第六步。

4.2.4 处理阶段　对检查结果进行分析、评价和总结，具体分为两个步骤。第七步把结果和经验纳入有关标准和规范中，巩固已取得的成绩，防止不良结果再次发生。第八步把没有解决的质量问题或新发现的质量问题转入下一个 PDCA 循环，为制订下一轮循环计划提供信息。处理阶段包括总结经验、巩固成绩、将工作结果标准化；提出尚未解决的问题，并转入下一个循环。

4.3 应用 PDCA 循环

应用 PDCA 循环 4 个阶段 8 个步骤来解决质量问题时，需要收集和整理信息，要采用科学的方法进行数据分析，用数据说话，用事实说话。最常用的统计方法有排列图、因果图、直方图、分层法、相关图、控制图及统计分析表七种，以数理统计为理论基础，科学、可靠、直观地使 PDCA 循环建立在问题提出和分析的基础上。

5. 失效模式和效应分析

失效模式和效应分析（failure mode and effects analysis，FMEA）是一种基于团队的、系统的及具有前瞻性的分析方法，用于识别一个程序或设计出现潜在的故障的方式和原因，并为减少或消除故障提供建议和制订措施，是持续的质量改进过程。FMEA 是早期预防失效及错误发生的最有效的方法之一，常用于护理风险管理中，应用范围包括预防技术障碍或设备缺损，能全面找出一切可能的失效模式，给出失效模式的风险评估排序，提供改进的有限控制系统。

5.1 目的

消毒供应中心失效模式与效应分析是指运用风险管理理论，对器械和物品各处理环节的质量控制，对潜在的危险因素进行识别、确认和分析，评估各种风险发生的可能性和风险级别，确定和实施风险控制来降低风险，引导解决需要优先解决的问题，从而有效地提高组织的控制能力和水平。

5.2 应用方法

5.2.1 失效模式和效应分析的基本步骤

5.2.1.1 确定要研究的主题。

5.2.1.2 建立分析团队及基本规则，并收集与评审相关的信息。

5.2.1.3 识别需要进行分析的流程。

5.2.1.4 针对需要分析的流程识别失效模式、后果、原因和现在采用的控制方法。

5.2.1.5 通过分析，确定问题的相关风险。

5.2.1.6 进行风险排序，提出纠正措施。

5.2.1.7 执行纠正措施，然后再评估风险。

5.2.2 失效模式与效应分析需在医疗风险事件发生之前对其进行预测评估，采取相应的应对措施，从而有效降低医疗风险事件的发生率。

5.2.3 失效模式和效应分析可使用表格及问题解决方法以确认潜在失效模式及其效应，并评估其严重度、发生度、侦测度，从而计算风险。通过系统性、前瞻性检查某个流程可能发生故障的途径，重新设计流程，最后采取进一步改善的方法，如此持续进行以达到防患于未然的目的。

6. 五常法

五常法是 CSSD 对工作环境进行管理的行之有效的方法，即常整理、常整顿、常清洁、常清扫、常保持。它是一个由内向外、由人到物、由软件到硬件、由理论到实践、由制度到流程、由考评到自省的完整的管理体系。

6.1 目的

五常法是用来维持品质环境的一种有效技术，是一种能促进 CSSD 建立持续改善文化及良好品质环境的技术，培训工作人员养成工作场所整齐清洁、有条不紊的习惯，以此改善现场的工作环境质量和员工的思维方法，提高工作效率，是简单易行的管理方法，使科室迈向全面质量管理。

6.2 应用方法

6.2.1 常整理　　应清楚地区分需要的和不需要的物品，根据物品的使用次数、在什么时间需要使用和物品的数量等因素来确定。工作现场只保留需要的、必需的物品，避免工作区域出现凌乱及物品过多的情况，提高工作效率和质量，减少库存。

6.2.2 常整顿　　常整顿就是把这些物品有条理地放置和处理，并有完善的储存方案。物品应科学合理地定位、定方法、定数量、布置和摆放，明确标识，以工作人员易于找到和取得为原则，避免浪费寻找时间，提高工作效率和产品质量。

6.2.3 常清扫　　常清扫是指扫除、清理污垢的动作，其着眼点不单要把工作区域打扫得整齐清洁，亦在清扫时检查各项设施、工具、设备是否在正常的状态，包括确定每位工作人员应负责清扫的范围，确定工作人员明白怎样清扫各自的工作区域、设施和工具，训练工作人员在清扫时懂得怎样检查各项设施及工具是否在正常状态。要确保工作区域清洁、整齐又安全，应经常进行清扫工作。

6.2.4 常清洁　　常清洁是指将整理、整顿及清扫等活动制度化和规范化，维持清洁后的成果，把每一项整理工作场所的工作标准化。

6.2.5 常保持　　要把一项工作养成习惯去执行，工作人员需要遵循准则，人人按照规章流程操作，养成自发性的改善行动，创造一个具有良好品质环境的工作场所。

7. 消毒供应中心循证实践

循证实践（evidence-based practice，EBP）作为一种观念和工作方法，强调在专业领域的实践过程中，针对实践中拟解决的具体问题，对该专题全球范围内相关文献进行全面检索和系统评价，形成科学证据。然后根据该系统评价形成汇总性、可追溯性、针对性的证据总结，并将这些浓缩性的专业知识提供给实践中的医务人员。消毒供应中心的循证实践是消毒供应中心专业人员的实践，以最新证据和知识为依据，充分考虑消毒供应中心器械清洗消毒灭菌的需求和价值观，考量工作人员的专业判断和环境因素，开展相应的决策和干预活动。

7.1 目的

循证实践的核心思想是应用最新最佳的证据，对清洗消毒灭菌技术及工作流程做出具有科学依据的决策，为解决问题提供科学证据。循证实践的知识转化能够推动证据可持续产生、应用和评价，促进证据转化和应用，为促进管理理念的创新、提升质量管理水平、培养专业人才、助推科研水平、保障患者安全奠定重要的基础。

7.2 应用方法

循证实践包括提出循证问题、检索证据、评估证据、汇总证据、应用证据、评价效果等基本步骤。

7.2.1 提出循证问题　循证实践的第一个步骤是提出循证问题。循证问题通常包括四个要素（PICO），即研究对象（population，P）、干预措施（intervention，I）、对照措施

（comparator，C）、结局指标（outcome，O），还可包含研究设计类型（study design，S）。循证问题应具体明确，便于指导之后的证据检索。消毒供应中心可根据器械预处理、回收、分类、清洗、消毒、干燥、器械检查与保养、包装、灭菌及监测、无菌物品储存与发放等工作流程记录的原始数据，通过分析数据，比较差异，以发现工作质量的薄弱环节，提出循证问题。

7.2.2 检索证据　根据循证问题中的 PICO，确定检索词和数据库，制订科学系统的检索策略。全面查阅各种中英文数据库，还可利用检索临床实践指南、系统综述等证据循证资源，以保证检索国内外现有的最佳证据和最新的理论。检索时应注意先检索证据资源，再检索原始研究，避免只在全文数据库中检索原始研究，漏掉重要的循证资源。

7.2.3 评估证据　应按照统一的标准对检索的文献进行证据评估，评估研究方法的科学性、结果推广的可行性及研究结果的临床意义等。评估时应注意文献评估的标准及使用方法，避免误将质量偏低的文献纳入或误将质量高的文献排除在外。

7.2.4 汇总证据　应对文献评估筛选出合格的研究进行定性或定量的汇总分析。对研究对象、干预措施、结局指标等方面具有同质性的研究，可进行 meta 分析；若同类研究之间存在异质性不能进行 meta 分析，可进行定性总结和描述。

7.2.5 应用证据

7.2.5.1 证据应用前，应综合评估证据应用过程所需的设备设施、操作技术、人力等因素，评估证据对清洗消毒及灭菌质量、患者安全及成本费用等的影响。可采用鱼骨图、柏拉图等方法对证据进行分析。

7.2.5.2 组建循证实践小组，构建循证实践方案，促进证据在临床实践中的应用。循证实践方案应包含研究对象的纳入及排除标准、科学的研究方法、明确的质量控制标准及有效的考核指标等。

7.2.5.3 可根据具体情况开展相关的预实验，监测干预过程并进行效果评价。对具备应用条件的证据，推荐试点应用。

7.2.5.4 可通过优化建筑布局、完善工作制度、增加设备设施、细化操作规程、强化专业人员培训、构建评价标准、完善质控管理机制等方法应用证据，规范消毒供应人员的操作行为，真正实现证据的转化和应用。

7.2.6 评价效果 可通过信息化手段动态监测证据应用后对消毒供应工作质量及患者安全的改善效果。对实用性不强的证据暂不应用或开展原始研究。将证实有效的证据植入质量管理系统中，对循证实践过程中发现的新问题，可通过进一步开展科学研究形成新的证据，进入下一轮循证实践，促进消毒供应中心工作质量持续改进。

8. 消毒供应中心质量指标

8.1 质量指标的确定

8.1.1 质量指标的筛选应突出工作任务目标特点。

8.1.2 质量指标的筛选应突出质量责任目标和管理职责的

要求。

8.1.3 质量指标的筛选应突出质量风险要素。

8.2 消毒供应中心质量指标

8.2.1 灭菌物品合格率

8.2.1.1 灭菌物品合格标准

8.2.1.1.1 物品灭菌过程采用物理监测、化学监测和生物监测等监测方法，结果应符合 WS 310.3 的要求，达到无菌水平，无湿包。

8.2.1.1.2 无菌物品包装清洁、无污渍，包装完好、无破损，闭合完好，包装松紧适宜，应符合 WS 310.2 的要求。

8.2.1.1.3 灭菌物品包外标识信息正确、完整，字迹清晰。

8.2.1.2 灭菌物品合格率评价方法：在单位时间内，以无菌物品质量合格总包数作为统计单位，与无菌物品总包数作比较。

8.2.1.3 计算公式：灭菌物品合格率 = 无菌物品合格包数 ÷ 无菌物品总包数 × 100%

8.2.2 器械清洗合格率

8.2.2.1 器械清洗合格率评价标准

8.2.2.1.1 器械清洗质量符合 WS 310.2 的要求，清洗后的器械表面及其关节、齿牙处应光洁，无血渍、污渍、水垢等残留物质和锈斑等，判定为合格。

8.2.2.1.2 依据 WS 310.3 器械清洗质量判断方法，使用肉眼或借助带光源放大镜，也可选择蛋白残留测定、ATP 生物荧光检测等进行检测。

8.2.2.1.3 根据器械分类或不分类计算，可分为单项器械清洗合格率和指定手术器械清洗合格率。

8.2.2.2 器械清洗合格率评价方法 在单位时间内，以器械清洗合格件数作为统计单位，与清洗器械总件数或定期抽查器械总件数比较。

8.2.2.3 计算公式

8.2.2.3.1 日常监测的器械清洗合格率 = 器械清洗合格件数 ÷ 器械清洗总件数 ×100%

8.2.2.3.2 定期抽查的器械清洗合格率 = 定期抽查器械清洗合格件数 ÷ 定期抽查器械总件数 ×100%

8.2.3 包装物品合格率

8.2.3.1 包装合格率评价标准

8.2.3.1.1 包装材料的选择及包装方法符合 WS 310 的要求。

8.2.3.1.2 包装质量评价指标包括包装完好性和闭合完好性，以及器械包内器械数量准确、种类正确、功能完好，包外标识合格，包内化学指示物放置正确等。

8.2.3.2 包装物品合格率评价方法

8.2.3.2.1 包装物品合格率可分为灭菌物品包装（包装完好、闭合完好）合格率；灭菌包内器械完整率；灭菌包内器械功能完好率；灭菌包内器械种类齐全率；灭菌包标识正确率等。

8.2.3.2.2 可以通过 CSSD 内部检查及临床反馈等方法进行评价。

8.2.3.2.3 在单位时间内，分别以灭菌物品包装（包装完好、闭合完好）合格数、灭菌包内器械完整数、灭菌包内器械功能完好数、灭菌包内器械种类齐全数、灭菌包标识正确数作为统计单位，与灭菌包总数比较。

8.2.3.3 计算公式 A/B/C/D/E 率 = A/B/C/D/E 数 ÷ 无菌物品总件数 ×100%（A 灭菌物品包装（包装完好、闭合完好）合格；B 灭菌包内器械完整；C 灭菌包内器械功能完好；D 灭菌包内器械种类齐全；E 灭菌包标识正确）。

8.2.4 无菌包湿包发生率

8.2.4.1 湿包发生率评价标准

8.2.4.1.1 经灭菌和冷却 30min 后，肉眼可见包外存在潮湿、水珠等现象的灭菌包，纳入统计范围。

8.2.4.1.2 消毒供应中心抽查灭菌包可见包内潮湿、有水珠等现象的，纳入统计范围。

8.2.4.1.3 临床科室反馈，使用者打开灭菌包可见潮湿、水珠的，纳入统计范围。

8.2.4.2 湿包发生统计评价方法 在单位时间内，以湿包发生数作为统计单位，与灭菌包总数比较；或统计湿包发生的包数。

8.2.4.3 计算公式

8.2.4.3.1 湿包发生率 = 湿包发生数 ÷ 灭菌包总数 ×100%

8.2.4.3.2 湿包发生包数。

第十篇

消毒供应中心应急预案

1. 概述

针对消毒供应中心可能发生的各类突发事件如火灾、停水、停电、停蒸汽、泛水、化学气体泄漏、蒸汽泄漏等制订应对的处置方案，工作人员可以按照预案迅速、有序、有效地开展应急行动。

2. 术语定义

2.1 应急预案（contingency plan）

消毒供应中心应急预案是指针对消毒供应中心可能发生的突发事件，为迅速、有序地开展应急行动而预先制订的行动方案。

2.2 突发事件（emergency）

突发事件是指突然发生、造成或者可能造成安全隐患，需要采取应急处置措施予以应对的灾害、事故、公共卫生事件、工作场所危害、员工意外或受伤等。

3. 应急预案制度

3.1 制订发生火灾、停水、停电、停蒸汽、蒸汽泄漏、化学气体泄漏等的处理流程。

3.2 每位员工应熟练掌握应急预案，有效应对突发事件造成的影响和伤害。

3.3 遇到重大险情，工作人员应沉着冷静，积极采取措施。

3.4 备用急救及防护物资应按应急预案分类固定放置，标识清晰，方便快速取用，确保在有效期内。

4. 突发事件应急预案

4.1 火灾应急预案

4.1.1 消毒供应中心发生火灾时，应遵循 RACE 原则，即救援（rescue，R）、报警（alarm，A）、限制（confine，C）、灭火或疏散（evacuate，E）。

4.1.2 消毒供应中心发生火灾的高危因素

4.1.2.1 设备因素：电源、电线、仪器设备等。

4.1.2.2 化学制剂：乙醇、高浓度过氧化氢制剂、含醇快速手消毒液等。

4.1.2.3 易燃助燃材料：喷雾型器械润滑剂、环氧乙烷气罐、除胶剂等。

4.1.3 火灾应急预案流程（图 10-4-1）

4.1.3.1 一旦发生火灾，现场第一目击人立即报告，遵循医院火灾上报流程，准确报告着火地点、部门、目前情况。

4.1.3.2 初步判断着火原因，进行紧急处理。初期火灾，可用灭火工具灭火；初期灭火失败，立即按照应急预案进行疏散。

4.1.3.3 疏散时，所有人员立即用防烟面罩、湿毛巾、湿口罩或湿纱布捂住口鼻，防止窒息；禁止使用电梯。

4.1.3.4 应协助维持秩序，为灭火救援人员、救援设备进入现场创造条件。

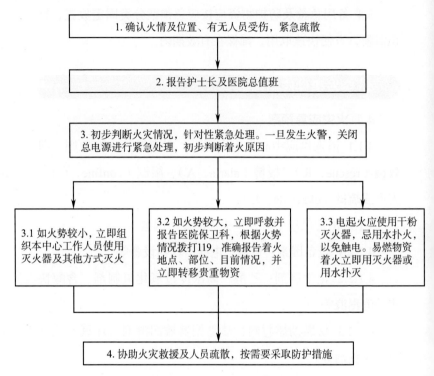

图 10-4-1　火灾应急预案流程图

4.1.4 注意事项

4.1.4.1 科室定期组织消防安全培训和演练，特别是对新进人员加强培训。

4.1.4.2 科室易燃易爆物品有醒目标识，保持安全通道畅通。

4.1.4.3 积极配合相关部门查找火灾原因，做好善后工作。

4.1.4.4 夜间火灾及时与总值班联系，向相关院领导汇报，尽快解决问题。

4.2 停水应急预案

4.2.1 停水应急预案流程（图 10-4-2）

4.2.1.1 首先确认停水。立即报告护士长和医院总值班，并告知相关人员做好准备。

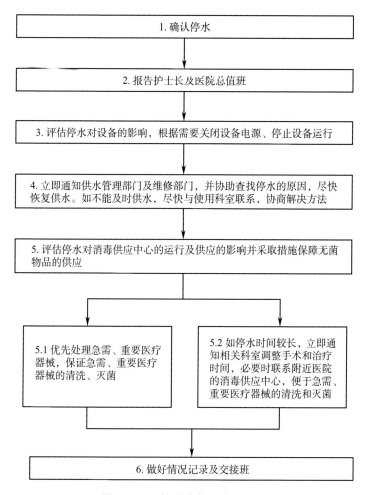

图 10-4-2 停水应急预案流程图

4.2.1.2 评估停水对设备的影响，根据需要关闭设备电源、停止设备运行。

4.2.1.3 立即通知供水管理部门及维修部门，并协助查找停水的原因。

4.2.1.4 评估停水对消毒供应中心的运行及供应的影响并采取措施保障无菌物品的供应。

4.2.1.5 做好情况记录及交接班。

4.2.2 注意事项

4.2.2.1 停水后严禁开启供水设备，如清洗消毒器、灭菌器、超声波清洗器等，以防无水导致机器损坏。

4.2.2.2 积极配合相关部门和管理部门，查找停水原因，尽快恢复供水。

4.3 停电应急预案

4.3.1 停电应急预案流程（图 10-4-3）

4.3.1.1 首先确认停电。

4.3.1.2 报告护士长及科内人员。

4.3.1.3 评估：关闭相关设备和仪器电源，防止突然恢复供电而损害设备。

4.3.1.4 立即通知水电维修管理部门，协助查找停电的原因。

4.3.1.5 做好交接班。

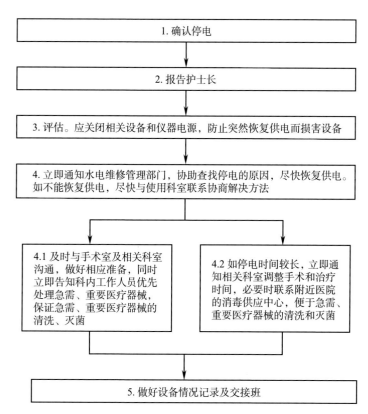

图 10-4-3　**停电应急预案流程图**

4.3.2　注意事项

4.3.2.1　停电后关闭设备电源，严禁开启，以防突然来电导致设备损坏。

4.3.2.2　积极配合相关部门查找停电原因，尽快恢复供电。

4.4　停蒸汽应急预案

4.4.1　停蒸汽应急预案流程（图 10-4-4）

4.4.1.1　查看压力表，确认蒸汽停止供应。

4.4.1.2 报告护士长。

4.4.1.3 停止设备运行，关闭设备开关。

4.4.1.4 遵循设备说明书中对停蒸汽的要求采取相关措施。

4.4.1.5 立即通知供汽中心及维修部门，协助查找停蒸汽的原因。

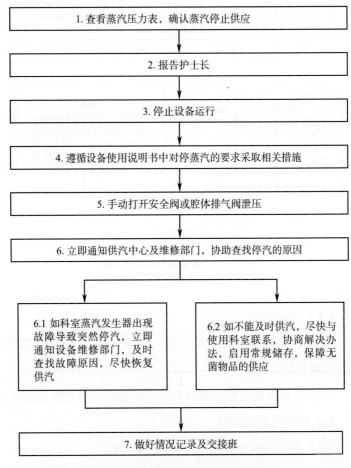

图 10-4-4　停蒸汽应急预案流程图

4.4.2 注意事项

4.4.2.1 停蒸汽后关闭设备开关,如灭菌器的电源、蒸汽阀等,严禁开启设备。

4.4.2.2 积极配合相关部门查找停蒸汽原因,尽快恢复供汽。

4.4.2.3 如停蒸汽时间长,及时与手术室和临床科室进行沟通。

4.5 蒸汽泄漏应急预案

4.5.1 蒸汽泄漏应急预案流程(图10-4-5)

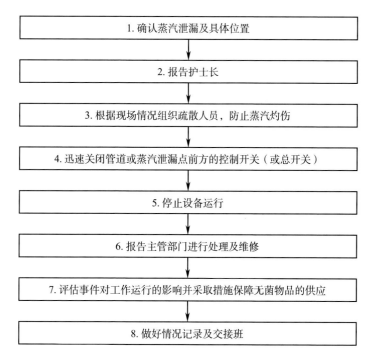

图 10-4-5 蒸汽泄漏应急预案流程图

4.5.1.1 确认蒸汽泄漏具体位置。

4.5.1.2 报告护士长。

4.5.1.3 根据现场情况疏散人员，防止蒸汽灼伤。

4.5.1.4 迅速关闭管道或蒸汽泄漏点前方的控制开关或总开关。

4.5.1.5 停止设备运行。

4.5.1.6 报告主管部门进行处理及维修。

4.5.1.7 评估事件对工作运行的影响并采取措施保障无菌物品的供应。

4.5.1.8 做好情况记录及交接班。

4.5.2 注意事项

4.5.2.1 一旦发现蒸汽泄漏，应及时疏散人员，以免气体灼伤。

4.5.2.2 灭菌器定期维护保养，并记录备案，发现问题及时处理，严防气体泄漏。

4.5.2.3 工作人员在处理泄漏时应防止灼伤，做好防护。

4.6 化学气体泄漏应急预案

4.6.1 化学气体泄漏应急预案流程（图 10-4-6）

4.6.1.1 首先确认化学气体泄漏种类和泄漏源。

4.6.1.2 报告护士长。

4.6.1.3 人员迅速离开现场。

4.6.1.4 按照泄漏气体接触的不同情况做针对性处理。

4.6.1.4.1 如呼吸道吸入泄漏气体，尽快转移到通风良好的场所，酌情就诊。

4.6.1.4.2 如皮肤黏膜接触泄漏气体，脱去被污染的衣服，接触部位用清水冲洗 10min，酌情就诊。

4.6.1.5 现场处理的人员应根据泄漏气体的种类做好防护。

4.6.1.6 通知专业维修人员维修，做好记录。

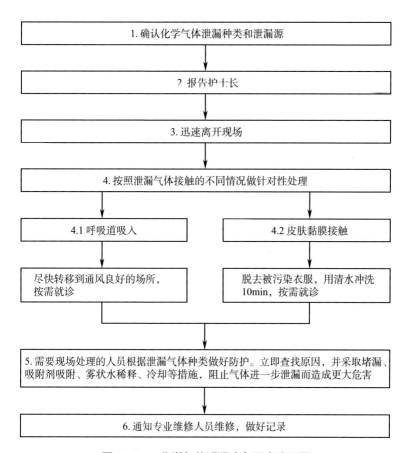

图 10-4-6　化学气体泄漏应急预案流程图

4.6.2 注意事项

4.6.2.1 一旦发现化学气体泄漏，应及时疏散人员，以免发生泄漏中毒事故。

4.6.2.2 如设备故障导致泄漏，维修后须经设备厂家或相关部门检测合格，并重复 3 次生物检测，合格后方可使用。

4.6.2.3 有专用气体检测仪，随时记录设备运行及气体浓度，有预警设置。

4.6.2.4 灭菌器定期维护保养，并记录备案，发现问题及时处理，严防气体泄漏。

第十一篇

消毒供应中心人员培训

1. 概述

消毒供应中心的工作人员应接受与其岗位职责相应的岗位培训，更新知识，以提高工作人员业务技能和综合素质。人员培训分为岗前培训、岗位培训和继续教育。

2. 术语定义

2.1 岗前培训（pre-job training）

岗前培训是指对消毒供应中心人员在正式进入岗位工作前按照计划进行基础知识、专业知识和岗位技能的培训。

2.2 岗位培训（on-the-job training）

岗位培训是指根据岗位要求所应具备的知识、技能而为在岗员工安排的培训活动。

2.3 继续教育（continuing education）

继续教育是指对消毒供应中心人员进行知识更新、补充、拓展和能力提高的一种学习方式，是专业技术人员终身学习体系的重要组成部分。

3. 人员培训原则

3.1 明确培训目标和要求。

3.2 制订培训计划、内容与方法。

3.3 建立培训与考核评价制度。

4. 岗前培训

4.1 岗前培训方法

包括理论授课、操作示教、现场观摩、案例讲解等。

4.2 岗前培训内容

消毒供应中心区域划分的目的与重要性，各岗位工作任务、职责和工作内容；基本工作流程；设备配置和使用情况；消毒隔离措施与防护；与消毒供应中心相关的法律法规、国家标准等。

5. 岗位培训

岗位培训是消毒供应中心专业人员主要培训方式，利用工作过程中一对一的带教、班前班后的理论授课和操作训练等，重点解决工作中的难点、经常出现偏差的问题或新技术、新业务等。

5.1 培训方法

包括理论授课、操作演示、专人带教、案例分析、情景教学等。

5.2 培训内容

5.2.1 开展职业道德、人文教育、沟通技巧、团队协助的能力培训。

5.2.2 低年资工作人员培训内容

5.2.2.1 熟悉科室规章制度，清洗、消毒、灭菌基础理论，护理常规操作。

5.2.2.2 掌握标准预防知识，消毒隔离知识，消毒供应中心区域划分与功能使用。

5.2.2.3 掌握相关法律、法规、条例，消毒供应中心常见职业危害与安全防护。熟悉清洗消毒基本原理、包装基本理论、灭菌原理、医院感染相关知识。

5.2.2.4 计算机与追溯系统基础操作能力培训。

5.2.3 高年资工作人员培训内容

5.2.3.1 掌握复杂精密器械、外来器械、植入物等基本知识。熟悉各区域质量标准、不同清洗消毒方法、各种灭菌原理等。

5.2.3.2 要求掌握医院感染控制的措施和各项监测指标、质量监测、管理基础理论；教学、科研和论文撰写能力的培训。

5.2.3.3 突发事件处理能力的培训。

5.2.3.4 信息化系统应用与数据分析能力的培训。

5.3 消毒供应中心不同层级岗位员工培训内容示例（表11-5-1）。

表 11-5-1　消毒供应中心不同层级岗位员工培训内容示例

层级岗位	初级员工		高级员工	组长 / 质量管理员
上岗时间	3 个月	3 个月至 1 年	1 至 3 年	3 年以上
工作岗位	下收下送、清洗消毒	下收下送、清洗消毒、检查包装、灭菌	消毒供应中心所有工作岗位	消毒供应中心所有工作岗位

续表

层级 岗位	初级员工		高级员工	组长 / 质量 管理员
基础 知识	1. 标准预防的知识 2. 消毒隔离制度 3. 消毒供应中心各区域划分和功能 4. 医疗废物的分类与处理 5. 去污区和检查包装灭菌区常用设备的基本操作和使用目的 6. 针刺伤的预防和处理 7. 下收和下送的操作流程与质量标准 8. 服务礼仪、礼貌与沟通技巧	1. 各类清洗剂的用途、使用方法、时间、配制比例等基本知识 2. 常规诊疗器械、器具和物品处理的基本原则和操作流程 3. 常规器械的识别 4. 常规器械的检查保养与包装流程及质量标准 5. 灭菌器的基本原理、操作规程、装 / 卸载技术等	1. 各项指标的监测与记录 2. 环境监测的方法和指标 3. 特殊器械、精密器械的识别 4. 包装材料的分类与使用方法 5. 清洗消毒器、灭菌器等各类仪器的监测与维护	1. 相关的法律、法规,如消毒技术规范、消毒供应中心管理规范、医院感染管理制度等 2. 相关学科的知识,包括微生物学、消毒学、管理学以及计算机办公软件的应用等
岗位 技能	1. 掌握手卫生 2. 标准预防技术 3. 去污区和检查包装灭菌区常用设备的基本操作 4. 物品回收、分类操作流程 5. 清洗机装载技术 6. 无菌物品有效性的确认	1. 正确地配制消毒剂并监测其浓度 2. 熟练操作和使用各类清洗消毒器、干燥柜、超声清洗器、封口机等设备 3. 回收物品的分类与进机装载技术 4. 常规器械的清洗技术	1. 特殊器械、精密器械的清洗技术 2. 各项监测技术 3. 特殊器械、精密器械的检查包装技术 4. 湿包的分析与处理方法 5. 各种仪器常见故障的识别与故障排除	1. 清洗消毒器、灭菌器、封口机等技术参数的检查和确认,运行参数的复核 2. 灭菌质量监测结果的复核 3. 评估无菌物品质量、运用数据和循证方法验证物品清洗效果

层级 岗位	初级员工		高级员工	组长／质量 管理员
岗位 技能		5. 器械的检查包装技术 6. 灭菌器的操作技术、物品装载和卸载技术		4. 确认使用包装材料在相关标准中的技术参数

6. 继续教育

6.1 继续教育方法

全国、省、市专业委员会消毒供应中心专业及相关专业的学术交流、消毒供应中心专科护士培训等。

6.2 继续教育内容

消毒供应中心专业的新知识、新技术及相关专业知识的补充和扩展。

7. 培训效果评价

7.1 岗前培训

应按培训内容进行考核，考核方式包括理论考核、技能考核等，考核结果合格后才能上岗，考核结果存档。

7.2 岗位培训

应按培训内容进行考核，考核方式包括理论考核、技能考核、个案分析等，考核结果存档。

7.3 继续教育

继续教育学分达到要求，取得结业证书或培训证书。

技术部分

第十二篇

预处理技术

1. 概述

预处理是器械彻底清洗的前提，包括现场预处理和清洗前预处理。其目的是防止污染物干涸，保证清洗质量，减少对器械的腐蚀；对朊病毒、气性坏疽及突发原因不明的传染病病原体污染的无害化处理，避免污染扩散。

2. 术语定义

2.1 预处理（pretreatment）

预处理是指对使用后的诊疗器械、器具及物品进行初步处理，包括去除明显污物、保湿、锐利及精密器械保护等操作，分为现场预处理和清洗前预处理。

2.2 现场预处理（on site pretreatment）

使用者在使用间隙或使用后去除器械上残留的血液（渍）、组织和肉眼可见污染物以及进行保湿等操作。

2.3 清洗前预处理（pretreatment before washing）

消毒供应中心人员在去污区根据器械污染程度、器械精密程度和结构特点进行分类，在常规清洗前进行的预处理，包括冲洗、浸泡等操作。

2.4 有机物（organic compound）

通常将含碳的化合物称为有机化合物，简称有机物。

2.5 无机物（inorganic compound）

无机物是无机化合物的简称，通常指不含碳元素的化合物。

2.6 特殊污染（specific contamination）

特殊污染是指朊病毒、气性坏疽及突发原因不明的特殊传染病病原体的污染。

3. 器械污染来源及分类

3.1 器械污染物

器械污染物主要为血液、体液、分泌物、排泄物和病原微生物等。

3.2 污染物的分类

3.2.1 有机物污染　有机物具有黏滞性，干涸后难以清除，易形成生物膜造成消毒灭菌失败。器械的主要污染物为有机物，如血液、体液、分泌物等。

3.2.2 无机物污染　无机物可引起器械的变色、点蚀（生锈）和其他的变性，无机物污染的主要来源为生理盐水、体液当中的离子、消毒剂残留等。

3.2.3 微生物污染　包括细菌性污染、病毒和真菌及其毒素等引起的污染。

3.2.4 微粒污染　微粒广泛存在于环境中，具有较强的黏附能力，容易沾染在器械表面。

4. 预处理原则

4.1 应在使用间隙或使用后现场立即进行预处理。

4.2 应遵循器械生产厂家的使用说明或指导手册。

4.3 密闭式集中回收的医疗器械，由消毒供应中心人员在去污区进行清洗预处理。

4.4 器械保护原则应贯穿整个器械处理过程。

4.5 未能及时送至消毒供应中心的器械应做保湿处理。

4.6 不应使用对器械有腐蚀作用的预处理方法。

4.7 特殊感染的医疗器械应遵循 WS/T 367—2012 的规定进行处理。

5. 预处理操作

预处理分为现场预处理和清洗前预处理。

5.1 准备工作

5.1.1 人员准备　戴圆帽、口罩、手套，按需要选择防护服 / 防水围裙、专用鞋及护目镜 / 面罩。

5.1.2 用物准备

5.1.2.1 现场预处理用物准备：低纤维絮擦布、清洗剂和保湿剂等液体、密闭式容器、精密器械保护套，有条件可配备预处理专用设备。

5.1.2.2 清洗前预处理用物准备：手工清洗池，预处理专用设备及相应预处理用具如器械分类操作台、转运车、清洗篮筐等，清洗剂、清洗刷、保湿剂、信息记录系统等。

5.2 现场预处理

5.2.1 使用后宜采取擦拭的方法去除诊疗器械、器具和物品上肉眼可见污染物，根据需要使用保湿剂。

5.2.2 精密器械应使用固定架或保护套 / 垫和带卡槽的器械盒进行保护。

5.2.3 不能 1h 内送至消毒供应中心清洗的,根据器械材质及产品说明书对器械(含管腔内部)进行保湿处理。

5.2.4 遵循器械生产厂家说明书建立现场预处理操作规程,如软式内镜的现场预处理见附录 B。

5.3 清洗前预处理

5.3.1 手工预处理 选择适宜的清洗方法和对应的清洗剂去除器械上干涸的血渍、污渍、锈蚀、水垢、化学药剂残留及医用胶残留等。如污染较重的器械,清洗前可使用含酶清洗剂预浸泡和冲洗,初步去除污染物。

5.3.2 机械预处理 采用机械清洗消毒设备如专用预处理设备、超声清洗器、清洗消毒器。如使用清洗消毒器的清洗程序,增加 / 调整预洗步骤、时间和温度的参数;如使用超声清洗器,增加 / 调整频率、时间的参数。

5.4 注意事项

5.4.1 使用后及时对器械进行预处理。

5.4.2 现场预处理时宜选择可防止蛋白质凝固、对器械无腐蚀性的保湿处理方法。

5.4.3 操作中注意选择适宜的防护措施,防止液体飞溅和锐器损伤等职业伤害。

5.4.4 机械预处理时,固定放置器械,保护器械功能端。

第十三篇

回收技术

1. 概述

回收是将污染的可重复使用的医疗器械、器具和物品安全、及时地转运至消毒供应中心，满足临床对器械使用的需要，提高周转效率。

2. 术语定义

2.1 回收（recycle）

回收是指收集污染的、可重复使用的诊疗器械、器具和物品的工作过程。

2.2 回收车（recycling cart）

回收车是指用于转运箱及污染器械、器具和物品的转运车。

2.3 回收箱（recycling bin）

回收箱是指用于收集污染的可重复使用的诊疗器械、器具和物品的器械转运箱。应具有密封性好、防水、防渗透，易于清洗、消毒的特性。

2.4 物流厢式转运车（logistics transfer van truck）

物流厢式转运车是用于远距离转运或者跨院区转运使用后的复用诊疗器械、器具和物品的厢式车辆。车内可进行清洗消毒，车厢密封、防渗透，有温度调节功能。配有固定回收箱或回收车等装置。

3. 回收原则

3.1 使用者应将使用后的复用诊疗器械、器具和物品与一次性使用物品分开放置。

3.2 重复使用的诊疗器械、器具和物品置于封闭的容器中，采用封闭方式回收；精密器械应采取保护措施，由 CSSD 集中回收处理。

3.3 被朊病毒、气性坏疽及突发原因不明的传染病病原体污染的诊疗器械、器具和物品，使用者应双层封闭包装并标注感染性疾病名称，由 CSSD 单独回收处理。

3.4 应及时回收。不应在诊疗场所对污染的诊疗器械、器具和物品进行清点，避免反复装卸。

3.5 回收工具每次使用后应清洗、消毒，干燥备用。

4. 回收操作

4.1 准备工作

4.1.1 人员准备　回收人员应按要求着装，戴圆帽、口罩、手套。如回收特殊污染的器械时，应穿一次性防渗透隔离衣，戴医用防护口罩、护目镜，穿外出鞋并穿鞋套。

4.1.2 环境及用物准备　去污区、洗车间整洁、排水通畅、室内光线明亮。配置洗车装置，有条件的配置大型自动化清洗消毒器，可设浸泡水槽，用于回收箱（盒）等容器的清洗；设回收箱（盒）等容器的储物架。

4.1.3 用物准备

4.1.3.1 回收的用物准备：回收工具应准备齐全，包括回收记录单、专用器械盒、回收箱、污染器械回收车、手消毒剂、清洁手套等。

4.1.3.2 回收工具清洗消毒用物准备：清洁擦布、清洗消毒设备设施、化学消毒剂等。

4.2 操作要点

4.2.1 确认回收箱所属科室及有无特殊回收器械标识，如感染、急用、易损、精密贵重等器械标识。

4.2.2 应按规定的回收时间、回收线路到科室回收污染器械。

4.2.3 应及时通过污染通道密闭回收至消毒供应中心去污区。设有手术器械专用回收通道的，通过专用通道回收。

4.2.4 将污染器械妥善放于转运车内，密闭式运输。

4.2.5 回收完毕，在 CSSD 去污区进行交接、核对、清点、分类。

4.2.6 精密贵重器械回收应使用具有保护垫或器械支架的器械盒或转运容器装载，与其他器械分开放置，避免挤压碰撞，轻拿轻放。应记录并与使用科室确认，双方签字。

4.2.7 特殊污染器械回收

4.2.7.1 回收人员根据规范要求进行个人防护。

4.2.7.2 特殊污染器械应使用专用转运车（箱），使用双层防渗漏专用回收袋回收，分层扎紧，并标注感染类型，密闭式回收。不明原因传染病病原体污染的，应遵循国家相关主管部门的指引执行。

4.2.7.3 接触特殊污染器械后，应脱掉外层手套并严格执行手消毒方可接触公共设施。

4.2.7.4 特殊污染器械回收工作结束后，回收工具应做好终末消毒。

4.2.8 跨院区回收

4.2.8.1 跨院区回收应使用物流厢式转运车。

4.2.8.2 应在医院的指定地点进行污染器械的回收工作，不应随意卸载污染器械。

4.2.8.3 运输时应妥善固定回收车和回收箱。

4.2.8.4 每次使用后，物流厢式转运车应进行清洗消毒。

4.2.9 回收工具的处理

4.2.9.1 机械清洗消毒

4.2.9.1.1 采用大型清洗消毒器的回收车（箱）清洗程序进行清洗、消毒、干燥处理，热力消毒 90 ℃、1min，A_0 值 600。清洗时回收车（箱）应打开盖子、将箱体和盖分别放在清洗装载架上，应固定车门，防止冲洗时关闭，使清洗媒介能充分接触回收车（箱）的各表面。

4.2.9.1.2 具体操作应遵循制造商使用说明书。

4.2.9.2 手工清洗消毒

4.2.9.2.1 根据回收工具污染类型选择消毒剂并遵循厂家说明书配制使用。

4.2.9.2.2 采用清洗媒介、消毒液擦拭、水枪冲洗等方法进行清洗、消毒。

4.2.9.2.3 擦拭或冲洗时，从污染较轻的部位开始处理，再处理污染较重部位，由上到下、由外到内有序进行，无遗漏。干燥后存放于清洁区域。

4.3 注意事项

4.3.1 及时回收并清点、核查器械；发现器械缺失等问题及时反馈。

4.3.2 转运过程中，应确保回收箱盖子盖紧封闭，车内物品放置稳妥，回收车应保持车门关闭状态。

4.3.3 回收精密、贵重器械时，应使用具有保护措施的回收容器装载。导线类器械应与锐利器械分开放置，避免损坏。

4.3.4 运输结束后，应做好回收工具的清洁消毒工作。消毒液的使用和配制应遵循产品说明书并符合《医疗机构消毒技术规范》（WS/T 367—2012）的相关要求。

第十四篇

分类技术

1. 概述

1.1 目的

在清洗前，将可重复使用的诊疗器械、器具和物品根据其材质、结构、精密程度、污染类型及污染程度等进行分类，以便有针对性地选取相应的清洗消毒方法。

1.2 适用范围

适用于所有可重复使用的诊疗器械、器具和物品的分类。

2. 术语定义

2.1 去污区（decontamination area）

CSSD 内对重复使用的诊疗器械、器具和物品进行回收、分类、清洗、消毒（包括运送器具的清洗消毒等）的区域。

2.2 管腔器械（hollow device）

含有管腔，其直径 ≥ 2mm，且其腔体中的任何一点距其与外界相通的开口处的距离 ≤ 其内直径的 1 500 倍的器械。

2.3 精密器械（delicate instruments）

结构精细、复杂、易损，对清洗、消毒、灭菌处理有特殊方法和技术要求的诊疗器械。

2.4 轻度污染器械（slightly contaminated devices）

肉眼检查无明显污迹、血渍等的器械。

2.5 重度污染器械（heavily contaminated devices）

有肉眼可见的血液、体液、分泌物等污染物的器械。

2.6 特殊污染器械（special contaminated devices）

被朊病毒、气性坏疽及突发不明原因的传染病病原体污染的器械。

3. 分类原则

3.1 应根据器械、器具和物品的材质、结构、污染类型和污染程度等进行分类。

3.1.1 根据器械材质分类　分为金属类、橡胶类和玻璃类等。

3.1.2 按器械的结构分类　分为平面类、轴节类、管腔类等。

3.1.3 根据器械污染程度分类　分为轻度污染、重度污染和特殊污染。

3.1.4 根据器械耐热耐湿分类　分为耐热耐湿、不耐热不耐湿、不耐热耐湿等。

3.1.5 根据器械污染类型分类　分为有机物污染、无机物污染和微生物污染等。

3.2 操作人员应遵循标准预防的原则，防止发生职业暴露。

4. 分类操作

4.1 准备工作

4.1.1 人员准备　操作人员规范着装，防护用品包括口罩、手套、防水服 / 防水围裙、圆帽、防水鞋，必要时可使用

护目镜 / 防护面罩，防护用品应符合国家相关标准，且在有效期内使用。

4.1.2 用物准备　分类物品准备齐全，包括 U 形架、标识牌、密纹筐、清洗篮筐及保护垫等。

4.2 操作方法

4.2.1 在去污区进行清点分类、拆卸和核查。

4.2.2 按照配置清单清点器械数量、规格。

4.2.3 检查器械性能，对器械完好性进行评估。

4.2.4 耐热耐湿器械、不耐热不耐湿器械、精密器械、重度污染器械、急用器械应分开放置，做好标识。标识牌上根据需要注明相关信息。

4.2.5 可拆卸的器械应按照厂家说明书拆至最小单位，小配件应放于密纹筐内，置于同一清洗筐内或同一层清洗架，防止丢失。

4.2.6 带手柄的关节器械应按器械型号选择相适应的 U 形架，将手柄穿在 U 形架上，打开器械轴节。

4.2.7 同一类器械放入同一清洗篮筐内进行清洗；根据器械数量及规格选择不同型号的篮筐；器械不叠放。

4.2.8 精密器械单独放置于清洗筐，宜使用保护垫或保护套。

4.2.9 每次分类完成后，清洁、整理工作台面。

4.2.10 分类用具每次使用后应进行清洗、消毒，干燥备用，并按要求摆放整齐。

4.3 注意事项

4.3.1 标识牌为耐湿耐热材质，妥善放置，避免对器械造成遮挡。

4.3.2 特殊污染的诊疗器械、器具和物品应与其他物品分开处理。

4.3.3 做好职业防护，避免发生职业暴露。

第十五篇

清洗消毒技术

1. 概述

1.1 目的

彻底清洗和去除可见或不可见的污染物，降低器械微生物负荷；正确选择消毒水平及方法，清除或杀灭器械上的致病菌，以达到无害化的处理，保证患者、工作人员及环境安全。

1.2 清洗适用范围

1.2.1 手工清洗　适用于对复杂器械、有特殊要求的器械以及有机物污染较重器械的初步处理。手工清洗的方法有流动水冲洗、压力水枪冲洗、浸泡、刷洗、擦拭、擦洗等。

1.2.2 机械清洗　包括清洗消毒器清洗、超声清洗机清洗、负压清洗器清洗。

1.2.2.1 清洗消毒器是清洗各种耐湿耐热的器械、器具和物品的清洗首选。

1.2.2.2 超声清洗机清洗：适用于管腔及结构复杂器械的清洗，特别对含有管腔、深孔、盲孔、凹凸槽的器械和物品，宜与手工清洗或清洗消毒器结合应用。

1.2.2.3 负压清洗器清洗：通过负压原理，产生吸附作用，适用于耐压力的管腔器械、精密器械、结构复杂类器械的清洗。

1.3 消毒适用范围

1.3.1 湿热消毒　耐湿耐热的器械、器具和物品的首选。

1.3.2 化学消毒　适用于不耐热器械、器具和物品的消毒。

2. 术语定义

2.1 清洗（cleaning）

清洗是指去除医疗器械、器具和物品上污物的全过程，流程包括冲洗、洗涤、漂洗和终末漂洗。

2.2 冲洗（flushing）

冲洗是指使用流动水去除器械、器具和物品表面污物的过程。

2.3 洗涤（washing）

洗涤是指使用含有化学清洗剂的清洗用水，去除器械、器具和物品污染物的过程。

2.4 贯通刷洗（scrub through）

贯通刷洗是指使用与管腔直径相匹配的管腔刷，从管腔一端开口螺旋进入到另一端的刷洗方法。

2.5 擦拭（wiping）

擦拭是指使用低纤维絮擦布等工具对器械、器具和物品表面进行搓擦的过程。

2.6 擦洗（scrubbing）

擦洗是指使用低纤维絮擦布等清洗用具在液面下对器械、器具和物品进行搓擦，以去除其表面污染物的过程。

2.7 浸泡（soaking）

浸泡是指将器械、器具和物品浸入含有医用清洗剂的清洗用水中的过程。

2.8 刷洗（brushing）

刷洗是指使用与被刷洗物品相匹配的刷洗用具或用品，在含有医用清洗剂的清洗用水液面下对器械、器具和物品进行刷洗的过程。

2.9 漂洗（rinsing）

漂洗是指用流动水冲洗洗涤后器械、器具和物品上残留物的过程。

2.10 终末漂洗（final rinsing）

终末漂洗是指用经纯化的水对漂洗后的器械、器具和物品进行最终处理的过程。

2.11 湿热消毒（moist heat disinfection）

湿热消毒是指利用湿热使菌体蛋白质变性或凝固，失去活性，代谢发生障碍，致使细胞死亡，包括煮沸消毒法、巴斯德消毒法和低温蒸汽消毒法。

2.12 A_0 值（A_0 value）

A_0 值是评价湿热消毒效果的指标，指当以 Z 值表示的微生物杀灭效果为 10K 时，温度相当于 80℃的时间（s）。

3. 清洗消毒原则

3.1 清洗原则

3.1.1 手工清洗原则

3.1.1.1 遵循器械生产厂家提供的使用说明或指导手册。

3.1.1.2 评估器械的结构、材质和污染程度。

3.1.1.3 手工清洗步骤分别为冲洗、洗涤、漂洗、终末漂洗。洗涤方法根据器械材质耐湿程度可选择浸泡、擦洗、擦拭、刷洗。

3.1.1.4 根据器械的材质、污染物种类选择适宜的清洗剂，遵循清洗剂产品说明书，使用量具或分配器进行配制，现配现用。

3.1.1.5 根据器械的结构和形状使用相匹配的清洗工具，清洗工具用后及时清洗、消毒。

3.1.1.6 宜先处理精密、贵重器械，再处理普通器械，精密器械应单独妥善放置，并使用保护垫。

3.1.1.7 优先处理急件。

3.1.1.8 管腔器械宜使用压力水枪进行冲洗。

3.1.2 机械清洗原则

3.1.2.1 清洗消毒器清洗的原则

3.1.2.1.1 不同的器械、器具和物品，其材质、结构及特点不同，注意选择相应的程序和参数。

3.1.2.1.2 根据清洗负载的种类，选择清洗架，如层类器械清洗架、弯盘清洗架、麻醉/呼吸管道清洗架、微创器械清洗架等。

3.1.2.2 超声清洗机清洗的原则

3.1.2.2.1 超声清洗可作为手工清洗或机械清洗的辅助手段。

3.1.2.2.2 应严格遵循器械生产厂家使用说明书或指导手册，选择合适的频率和时间。一般情况下超声清洗时间不宜超过 10min。

3.1.2.2.3 应根据器械的不同材质及精密程度选择超声波清洗器清洗频率。

3.1.2.2.4 器械应浸泡在液面下进行超声清洗；器械不应直接放置于超声清洗机槽中，应使用篮筐装载清洗，装载不应超出篮筐高度，避免造成器械损坏。

3.1.2.2.5 精密手术器械妥善固定，并放入专用篮筐内，防止受压。

3.1.2.2.6 不适合用于光学目镜、弹性材质的器械和物品如橡胶类物品等的清洗。

3.1.2.3 负压清洗器清洗的原则

3.1.2.3.1 遵循生产厂家使用说明书或指导手册，选择恰当的清洗程序及参数，保证管腔器械、结构复杂类器械的清洗。

3.1.2.3.2 清洗过程中器械应全部浸没在水下，保证清洗液充分与器械的表面及其内壁接触。

3.1.2.3.3 负压清洗器不能用于不耐压力器械的清洗，如密封的器械、带有单向阀的器械等，应遵循器械厂家使用说明书或指导手册使用。

3.2 消毒原则

3.2.1 应根据器械的材质选择消毒方式。

3.2.2 应遵循 WS/T 367 根据物品的风险等级分类选择对应的消毒水平及方法。

3.2.3 应遵循化学消毒剂的使用说明书进行消毒剂配制和使用。

4. 清洗消毒操作

4.1 清洗消毒准备工作

4.1.1 人员准备 操作人员规范着装，防护用品包括口罩、手套、防水服/防水围裙、圆帽、防水鞋，必要时可使用护目镜/防护面罩，防护用品应符合国家相关标准，且在有效期内使用。

4.1.2 清洗用物准备 物品准备齐全，包括医用清洗剂、管道刷、软毛刷、海绵刷、低纤维絮擦布、压力水枪、清洗篮筐等用具。

4.1.3 消毒用物准备 物品准备齐全，包括湿热消毒机、化学消毒剂、器械清洗篮筐、标识牌等物品。

4.2 操作方法

4.2.1 清洗的操作方法

4.2.1.1 手工清洗操作方法

4.2.1.1.1 冲洗

（1）流动水冲洗：将耐湿的器械置于流动水下冲洗，以去除附着于器械表面的污物和清洗剂。

（2）压力水枪冲洗

1）具有管腔或缝隙结构的耐湿器械宜使用压力水枪进行冲洗。

2）压力水枪冲洗接头应与器械管腔直径相匹配。

3）按照产品使用说明书的要求选择水枪的压力。

4.2.1.1.2 浸泡

（1）污染较重或者污染物已经干涸的耐湿器械宜先浸泡再洗涤。

（2）使用含有医用清洗剂的清洗液浸泡，清洗液按要求更换，同时清洁清洗槽。

（3）应打开器械的轴节／阀门，置于清洗篮筐内，完全浸没，管腔内充满清洗液。

4.2.1.1.3 刷洗

（1）表面不光滑、结构复杂的耐湿器械宜进行刷洗。

（2）对器械的轴节、锁扣、齿牙、螺纹、长管腔或孔隙等部位，应顺齿牙和螺纹的齿缝、纹路方向反复刷洗。

（3）应在液面下进行刷洗。

（4）管腔器械应选择与管腔直径、长度相适宜的清洗刷。

（5）一端开口的管腔器械刷洗后应抽出清洗刷，两端开口的管腔器械应贯通刷洗，去除清洗刷上的污染物后再进行下一次刷洗。

4.2.1.1.4 擦洗

（1）表面光滑的耐湿器械宜进行擦洗。

（2）宜在液面下擦洗。

4.2.1.1.5 擦拭

（1）表面光滑的不耐湿器械宜进行擦拭。

（2）应使用柔软材质的低纤维絮擦拭工具。

（3）可使用含医用清洗剂的擦拭工具进行擦拭，直至无可见污染物。

（4）应使用含水的擦拭工具重复擦拭，直至去除清洗剂。

4.2.1.2 清洗消毒器清洗操作方法

4.2.1.2.1 设备运行前检查

（1）应确认水、电、蒸汽、压缩空气等达到设备工作条件，医用清洗剂和医用润滑剂的储量充足，抽吸管通畅、无裂痕。

（2）检查设备清洁状况，包括设备的内舱壁、排水网筛、排水槽、清洗架和清洗旋转臂等。

（3）舱门开启应达到设定位置，密封圈完整；清洗旋臂转动灵活；喷淋孔无堵塞；清洗架进出轨道无阻碍。

（4）检查设备打印装置和数据采集系统是否处于正常状态。

4.2.1.2.2 清洗物品装载

（1）应根据器械类型选择专用的器械架和清洗篮筐装载器械，合理装载、摆放器械、器具和物品。

（2）管腔器械应选择可以对管腔内壁冲洗的清洗架。

（3）器械放置在清洗筐内，注意器械细小末端不滑出筐外。

（4）精密器械和锐利器械的装载应使用固定保护装置。

（5）应打开器械的轴节部位。

（6）器皿类应开口朝下或倾斜摆放，或采用器皿专用清洗架。

（7）应保证器械、器具和物品妥善固定，各表面都能充分接触水流，不倾倒、不遮挡。

（8）每次装载结束应检查清洗旋转臂，转动灵活，转动时不应受到器械、器具和物品的阻挡。

4.2.1.2.3 选择清洗程序：应遵循生产厂家的使用说明书或指导手册选择清洗程序。

4.2.1.2.4 运行清洗消毒器：基本程序包括预冲洗—洗涤—漂洗—终末漂洗—消毒—润滑—干燥七个阶段。

（1）冲洗阶段：注入足够量的冷水，在冲洗阶段若水温超过45℃将引起蛋白质凝固，从而影响清洗效果。

（2）清洗阶段

1）与负载接触的水或水溶液的温度应控制在清洗消毒器制造商规定的限值内。在清洗阶段中，清洗消毒器应能满足下列要求：清洗时间应以清洗消毒器温度控制传感器到达规定清洗温度为开始；清洗温度范围的下限应为清洗温度，上限为清洗温度+10℃。

2）清洗剂的温度应控制在清洗剂使用说明书要求的温度范围内。

3）在整个清洗时间内，负载、腔体内壁、腔体排污口和负载架所有表面的温度应在清洗温度范围内；各点温差不超过5℃。

（3）漂洗：清洗消毒器应提供漂洗阶段，通过水的流动和稀释去除清洗过程中残留的污染物及清洗剂。

（4）终末漂洗：终末漂洗用水应选用经纯化的水，符合电导率≤15μS/cm（25℃）的要求。

（5）消毒

1）负载和负载架的所有表面的温度在维持时间内应不低

于规定的最低温度，或湿热消毒应达到 A_0 值要求。

2）腔体内壁的温度在维持时间内应不低于规定的最低温度，或湿热消毒达到 A_0 值要求。

3）在规定的消毒时间内，负载、负载架和腔体内壁的表面温度应保持在规定的消毒温度范围。

4）每个工作周期都应包括湿热消毒阶段，在消毒温度维持时间内，负载、负载架和腔体内壁的所有表面 A_0 值应 $\geqslant 600$。

5）清洗消毒器应能根据需求设置消毒时间和消毒温度，且能确保最大 A_0 值 $\geqslant 3\,000$。

（6）干燥

1）清洗消毒器应提供干燥阶段，去除负载表面的水分。

2）干燥阶段结束后应无水迹残留。

3）干燥所用热空气或压缩空气的质量符合要求，避免二次污染。

4.2.1.2.5 设备运行中应观察清洗旋转臂转动是否正常，排水是否通畅。

4.2.1.2.6 运行结束，检查设备物理参数，确认符合设定程序步骤和参数指标，并记录。

4.2.1.3 超声清洗机清洗操作方法

4.2.1.3.1 清洗槽内注入清洗用水，并添加医用清洗剂。水温应 $< 45℃$。

4.2.1.3.2 遵循设备厂家说明书进行除气。

4.2.1.3.3 器械放入超声清洗机之前，宜对器械进行冲洗，初步去除器械表面污染物。

4.2.1.3.4 将器械放入专用篮筐，放进清洗槽内。器械不应触碰清洗槽壁。

4.2.1.3.5 器械应完全浸没在清洗液中，器械的轴节部位应打开。精密器械应采取保护措施。

4.2.1.3.6 管腔器械宜从一端缓慢放入，保证管腔内充满清洗液。

4.2.1.3.7 运行时应盖好超声清洗机盖，防止产生气溶胶。

4.2.1.3.8 应遵循器械和设备生产厂家的使用说明或指导手册，选择超声频率等清洗参数。

4.2.1.3.9 工作结束后，对超声水槽进行清洗、消毒、干燥。

4.2.1.4 负压清洗器清洗操作方法

4.2.1.4.1 设备运行前检查

（1）应确认达到设备工作条件，检查水、电等运行条件是否符合设备要求。

（2）密封圈应完整，进水管、抽空管路、回空管路、排水管路无堵塞。

（3）开关设备应顺畅，舱门开启达到设定位置。

（4）清洗舱内（包括设备的内舱壁、内舱过滤网等）无杂物和污物。

（5）确认医用清洗剂的储量充足。

4.2.1.4.2 清洗物品装载

（1）物品装载后应全部浸没在水面下。

（2）精密器械和锐利器械应使用保护装置固定，轻质器械宜使用带盖的清洗篮筐装载，细小器械应置于带盖的密纹篮筐内。

（3）对器械进行有效装载，装载量不宜超过每个篮筐容积的 2/3。

（4）清洗前应盖好篮筐盖。

4.2.1.4.3 运行负压清洗器

（1）遵循生产厂家说明书设定负压清洗机的程序及参数。

（2）根据器械类型选择负压、回压工作范围。

（3）根据器械污染程度选择脉冲清洗次数。

（4）终末漂洗用水应使用经纯化的水，电导率应 $\leq 15\mu S/cm$（25℃）。

（5）清洗过程中应观察器械是否滑出篮筐，自动加水、排水是否正常。

4.2.2 消毒的操作方法

4.2.2.1 湿热消毒操作方法

4.2.2.1.1 清洗后的器械、器具和物品应进行消毒处理。首选机械湿热消毒，也可采用 75% 乙醇、酸性氧化电位水或其他消毒剂进行消毒。

4.2.2.1.2 湿热消毒应采用经纯化的水，电导率 $\leq 15\mu S/cm$（25℃）。

4.2.2.1.3 湿热消毒方法的温度、时间应符合表 15-4-1 的要求。消毒后直接使用的诊疗器械、器具和物品，湿热消毒温度应 $\geq 90℃$，时间 $\geq 5min$，或 A_0 值 $\geq 3\ 000$；消毒后继续灭菌处理的诊疗器械、器具和物品，湿热消毒温度应 $\geq 90℃$，时间 $\geq 1min$，或 A_0 值 ≥ 600。

表 15-4-1　湿热消毒的温度与时间

湿热消毒方法	温度 /℃	最短消毒时间 /min
消毒后直接使用	93	2.5
	90	5
消毒后继续灭菌处理	90	1
	80	10
	75	30
	70	100

4.2.2.2　化学消毒操作方法

4.2.2.2.1　75% 乙醇消毒

（1）适用于不耐热、不耐腐蚀器械的消毒，如精密器械、橡胶类器械等。

（2）操作方法

1）操作前：检查 75% 乙醇是否在有效期内。

2）操作时：采用 75% 乙醇进行浸泡或擦拭时，应保证有机物已有效去除并且保证足够的浸泡时间和擦拭次数。

4.2.2.2.2　其他化学消毒剂应遵循厂家说明书进行消毒。

4.2.2.2.3　酸性氧化电位水的操作方法

（1）每次使用前，应在使用现场酸性氧化电位水出水口处，分别检测 pH 和有效氯浓度，检测数值应符合指标要求。

（2）主要有效成分指标要求：有效氯含量为（60±10）mg/L，pH 范围为 2.0～3.0，氧化还原电位（ORP）≥ 1 100mV，残留氯离子 < 1 000mg/L。

（3）手工清洗后的待消毒物品，使用酸性氧化电位水流动冲洗和浸泡消毒 2min，净水冲洗 30s。

4.3 注意事项

4.3.1 清洗的注意事项

4.3.1.1 手工清洗的注意事项

4.3.1.1.1 手工清洗水温宜为 15～30℃。

4.3.1.1.2 去除干涸的污渍应先用医用清洗剂浸泡，再刷洗或擦洗。有锈迹的器械应先除锈。

4.3.1.1.3 刷洗操作应在水面下进行，防止产生气溶胶。

4.3.1.1.4 器械、器具和物品应按产品说明书拆卸后清洗。

4.3.1.1.5 不应使用研磨型清洗材料，应选用与器械材质相匹配的清洗用具和用品。

4.3.1.1.6 手工清洗工具如毛刷、擦布等被污染时应立即冲洗干净，使用后应及时清洗消毒或更换。

4.3.1.1.7 清洗过程中注意加强职业防护，避免发生职业暴露。

4.3.1.2 机械清洗的注意事项

4.3.1.2.1 应定期检查清洗消毒器及负压清洗机的清洗剂用量是否正常。

4.3.1.2.2 观察清洗过程中自动加水、排水工作是否正常。

4.3.1.2.3 设备运行中出现报警、中断等情况，该批次物品应重新清洗并分析原因。

4.3.1.2.4 每日清洗结束时应清理舱内杂物，清洁清洗舱。

4.3.1.2.5 应定期观察清洗效果，遵循生产厂家的说明书或指导手册，定期对清洗消毒设备设施进行维护保养及性能检测。

4.3.1.2.6 清洗消毒设备在新安装、更新、大修、更换医用清洗剂、改变参数或装载方法等时，应遵循生产厂家的使用说明或指导手册进行检测，清洗质量检测合格后方可使用。

4.3.1.2.7 超声清洗时应定时更换医用清洗剂，有明显污染时立即更换并清洗消毒超声水槽。

4.3.2 消毒的注意事项

4.3.2.1 严格执行湿热消毒的各项标准和操作规程，避免发生烫伤。

4.3.2.2 湿热消毒应确认湿热消毒程序的有效性，观察机器运行情况。运行结束，应检查设备物理参数，确认符合设定参数要求，并记录。

4.3.2.3 煮沸槽的温度达到时开始计时，中途加入器械和物品后应重新计时。

4.3.2.4 75% 乙醇属于易燃易爆物品，应按《危险化学品安全管理条例》进行保存。

4.3.2.5 采用化学消毒时，应避免消毒液残留和二次污染。

4.3.2.6 酸性氧化电位水对光敏感，有效氯浓度随时间延长而下降，宜现制备现用。

4.3.2.7 酸性氧化电位水对铜、铝等非不锈钢的金属器械、器具和物品有一定的腐蚀作用，长时间排放可造成排水管路的腐蚀，故每次排放后应再排放少量碱性还原电位水或自来水。

5. 清洗消毒器及其质量的监测

5.1 日常监测

应每批次监测清洗消毒器的物理参数及运行情况，并记录。

5.2 定期监测

5.2.1 对清洗消毒器的清洗效果和设备消毒性能进行监测。可每年采用清洗效果测试物对清洗效果进行监测。

5.2.2 当清洗物品或清洗程序发生改变时，也可采用清洗效果测试物进行清洗效果的监测。

5.2.3 清洗效果测试物的监测方法应遵循生产厂家的使用说明或指导手册。

6. 朊病毒、气性坏疽和突发不明原因传染病的病原体污染的器械、器具及物品和环境的清洗消毒

6.1 被朊病毒、气性坏疽和突发不明原因传染病的病原体污染的器械、器具及物品应遵循 WS/T 367 的规定进行先消毒、后清洗、再灭菌。

6.2 器械、器具及物品清洗消毒的清洁剂、消毒剂应每次更换。

6.3 工作结束后，应立即消毒清洗器具，更换个人防护用品，进行手卫生。

6.4 被朊病毒污染的器械、器具及物品和环境的清洗消毒

6.4.1 感染朊病毒患者或疑似感染朊病毒患者宜选用一次性使用诊疗器械、器具和物品，使用后应进行双层密闭封装焚

烧处理。

6.4.2 可重复使用的被感染朊病毒患者或疑似感染朊病毒患者的高度危险组织（大脑、硬脑膜、垂体、眼、脊髓等组织）污染的中度和高度危险性物品，可选以下方法之一进行消毒灭菌，且灭菌的严格程度逐步递增。

6.4.2.1 将使用后的物品浸泡于1mol/L氢氧化钠溶液内作用60min，然后按WS 310.2中的方法进行清洗、消毒与灭菌，压力蒸汽灭菌应采用134~138℃、18min，或132℃、30min，或121℃、60min。

6.4.2.2 将使用后的物品采用清洗消毒机（宜选用具有杀朊病毒活性的清洗剂）或其他安全的方法去除可见污染物，然后浸泡于1mol/L氢氧化钠溶液内作用60min，并置于压力蒸汽灭菌121℃、30min，然后清洗，并按照一般程序灭菌。

6.4.2.3 将使用后的物品浸泡于1mol/L氢氧化钠溶液内作用60min，去除可见污染物，清水漂洗，置于开口盘内，下排气压力蒸汽灭菌器内121℃灭菌60min或预排气压力蒸汽灭菌器134℃灭菌60min，然后清洗，并按照一般程序灭菌。

6.4.3 被感染朊病毒患者或疑似感染朊病毒患者高度危险组织污染的环境表面应用清洁剂清洗，采用10 000mg/L的含氯消毒剂消毒，至少作用15min。为防止环境和一般物体表面污染，宜采用一次性塑料薄膜覆盖操作台，操作完成后按特殊医疗废物焚烧处理。

6.4.4 感染朊病毒患者或疑似感染朊病毒患者高度危险组织污染的中度和高度危险物品，使用后应立即处理，防止干燥；不应使用快速灭菌程序；没有按正确方法消毒灭菌处理的物品应召回重新按规定处理。

6.4.5 感染朊病毒患者或疑似感染朊病毒患者高度危险组织污染的中度和高度危险物品，不能清洗或只能低温灭菌的，宜按特殊医疗废物处理。

6.5 被气性坏疽污染的器械、器具及物品和环境的清洗消毒

6.5.1 患者宜使用一次性器械、器具及物品。

6.5.2 可复用使用的器械、器具及物品 消毒可采用含氯消毒剂 1 000 ~ 2 000mg/L 浸泡消毒 30 ~ 45min，有明显污染物时应采用含氯消毒剂 5 000 ~ 10 000mg/L 浸泡消毒 ≥ 60min，然后按规定清洗、灭菌。

6.5.3 环境表面 应及时进行物体表面消毒，采用 0.5% 过氧乙酸或 500mg/L 含氯消毒剂擦拭；环境表面有明显污染时，随时消毒，采用 0.5% 过氧乙酸或 1 000mg/L 含氯消毒剂擦拭。

6.6 突发不明原因传染病的病原体污染的器械、器具及物品和环境的清洗消毒

6.6.1 突发不明原因传染病病原体污染的复用的诊疗器械、器具与物品的再处理应符合国家届时发布的规定要求。没有要求时，其消毒的原则为：在传播途径不明时，应按照多种传播途径确定消毒的范围和物品，按病原体所属微生物类别中

抵抗力最强的微生物确定消毒的剂量（可按杀灭芽孢的剂量确定）；医务人员应做好职业防护。

6.6.2 新型冠状病毒感染的器械、器具及物品和环境的清洗消毒

6.6.2.1 基本原则

6.6.2.1.1 疑似或确诊新型冠状病毒感染患者尽可能使用一次性诊疗器械、器具或物品。

6.6.2.1.2 疑似或确诊新型冠状病毒感染患者如使用可复用医疗器械、器具和物品，应在隔离病房或发热门急诊区，就地进行规范的消毒预处理后再进行转运，防止感染扩散。

6.6.2.1.3 消毒供应中心应使用"特殊感染器械"专用密闭回收容器或密闭回收车，按医院感染防控指定路线单独回收。运送工具固定使用，专区存放。

6.6.2.1.4 消毒供应中心去污区应设置新型冠状病毒感染处置专区，有专用手工清洗池或浸泡清洗消毒用具。

6.6.2.1.5 回收及处理新型冠状病毒感染患者的物品的工作人员相对固定，严格进行个人防护，禁止穿着个人防护用品离开处置专区，避免造成区域内交叉污染。

6.6.2.1.6 去污区有独立新风系统的需保证机组在正常运行状态，关闭回风，并对回风口过滤网每日消毒，无机械送风的可开窗通风或每日 ≥ 2 次使用空气消毒机进行空气消毒。

6.6.2.1.7 医疗废弃物的处置应遵循《医疗废物管理条例》和《医疗卫生机构医疗废物管理办法》的要求，使用双层黄色医疗废物袋进行医疗废物处置。

6.6.2.2 人员防护

6.6.2.2.1 回收人员做好自身隔离防护，戴一次性医用帽、一次性医用外科口罩或医用防护口罩、防护眼罩或防护面屏，穿防渗透隔离衣、工作鞋，戴双层乳胶手套。

6.6.2.2.2 处置专区清洗人员穿戴一次性医用帽、一次性医用外科口罩或医用防护口罩、防渗透隔离衣、防护眼罩或防护面屏、双层乳胶手套，穿防护鞋并套鞋套。

6.6.2.2.3 在操作中、操作结束后，穿脱隔离防护装备过程中，严格执行手卫生。

6.6.2.3 回收要求

6.6.2.3.1 使用后的复用医疗器械、器具和物品应在隔离病房或发热门急诊就地进行消毒预处理，采用1 000mg/L的含氯消毒剂浸泡30min，重度污染的物品采用2 000mg/L的含氯消毒剂浸泡30min，不耐湿的物品采用1 000mg/L的含氯消毒剂喷雾消毒方法，作用时间30min。

6.6.2.3.2 消毒预处理后的器械、器具和物品用双层防渗漏收集袋双层封扎，包外标注"新冠"标识。

6.6.2.3.3 回收人员携带专用密闭容器或车在指定地点（隔离区域以外）进行物品交接，将密闭包装完好的器械、物品放入密闭容器或车后，更换外层手套并按照医院感染防控指定路线返回消毒供应中心去污区。

6.6.2.3.4 到达去污区处置专区，采用1 000mg/L的含氯消毒剂对回收容器和防渗漏收集袋外表面进行喷雾消毒处理。

6.6.2.3.5 具体操作流程见图15-6-1。

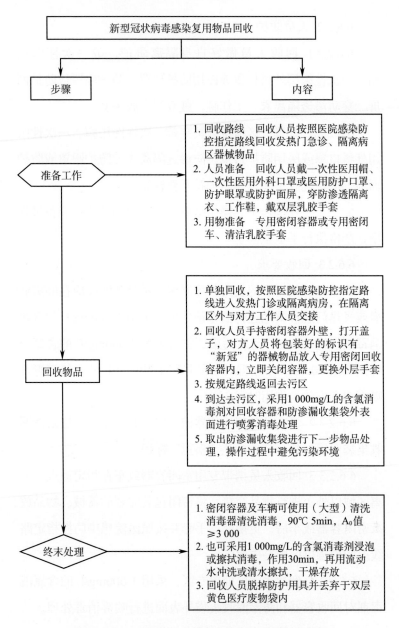

图 15-6-1　新型冠状病毒感染复用物品回收流程图

6.6.2.4 清洗消毒

6.6.2.4.1 操作人员打开防渗漏收集袋，取出器械、物品，在专用手工清洗池或清洗消毒器中按照清洗—消毒—干燥—灭菌等常规流程进行处理。

6.6.2.4.2 耐湿耐热的诊疗物品首选机械清洗热力消毒、压力蒸汽灭菌；不耐热的物品可选择手工清洗化学消毒、低温灭菌。

6.6.2.4.3 具体操作流程见图 15-6-2。

6.6.2.5 环境与用物处理

6.6.2.5.1 处置专区地面、工作台面及其他物品表面可采用 1 000mg/L 的含氯消毒剂擦拭消毒，作用 30min 后再用清水擦拭；不耐腐蚀的物体表面用 75% 乙醇擦拭消毒，每日工作结束后再进行终末消毒。

6.6.2.5.2 回收专用密闭容器或车可采用 1 000mg/L 的含氯消毒剂擦拭消毒，作用 30min 后再用清水擦拭；或直接进入大型清洗消毒器进行机械清洗热力消毒。

6.6.2.5.3 清洗池和清洗工具可采用 1 000mg/L 的含氯消毒剂浸泡或擦拭消毒，作用 30min，流动水冲洗或清水擦拭干净，干燥存放；耐湿热清洗工具可选用机械清洗热力消毒处理。

6.6.2.5.4 处置专区的医用清洗剂、消毒剂一用一更换，清洗工具及清洗消毒器一用一消毒。

6.6.2.5.5 回收和处置 专区工作人员接触或处置污染物品操作完毕后严格遵循穿脱隔离衣要求脱掉防护装备。一次性隔离衣及一次性防护装备丢弃于双层黄色医疗废物袋，按感染性医用废物处理。

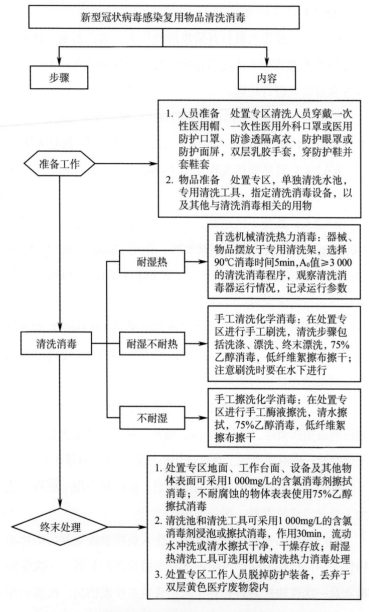

图15-6-2　**新型冠状病毒感染复用物品清洗消毒处理流程图**

第十六篇

干燥技术

1. 概述

1.1 目的

除去器械、器具和物品上及其管腔内的水分。

1.2 适用范围

1.2.1 医用干燥柜 适用于耐热材质的各类手术器械、导管、玻璃制品、精密仪器、湿化瓶、不锈钢碗、盘等物品的干燥。

1.2.2 医用真空干燥柜 适用于各类管腔器械、精密器械、结构复杂器械及其他不耐高温器械的干燥。

1.2.3 压力气枪 主要用于对器械、物品表面或管腔的干燥。

1.2.4 低纤维絮擦布 适用于不耐高温的器械和物品的干燥。

2. 术语定义

2.1 低纤维絮擦布（low fiber wadding cloth）

低纤维絮擦布由原木木浆、棉浆等材料制成，具有低落絮、吸水性能强、触感柔软、不移色等特点。

2.2 压力气枪（pressure air gun）

压力气枪是指使用洁净的压缩气体吹干器械、器具和物品外表面及管腔的辅助工具。

3. 干燥原则

3.1 宜首选干燥设备进行干燥处理。

3.2 不耐热器械、器具和物品可使用消毒的低纤维絮擦布、压力气枪进行干燥处理。

3.3 管腔器械宜使用压力气枪进行干燥。

3.4 不应使用自然干燥方法进行干燥。

4. 干燥操作

4.1 准备工作

4.1.1 人员准备　操作人员规范着装，防护用品包括口罩、手套、防水服/防水围裙、圆帽、防水鞋，必要时可使用护目镜/防护面罩，防护用品应符合国家相关标准，且在有效期内使用。

4.1.2 用物准备　物品准备齐全，包括医用干燥柜、医用真空干燥柜、压力气枪、消毒的低纤维絮擦布等用具。

4.2 操作方法

4.2.1 医用干燥柜

4.2.1.1 操作前：检查电源及柜舱体内是否清洁；打开主电源和面板上的电源开关。

4.2.1.2 操作时：将待干燥物品装载入干燥柜内，柜内物品勿叠放，以利于空气循环。导管类、湿化瓶类物品干燥时，宜使用相应导管架、湿化瓶架。根据器械的材质选择适宜的干燥温度和时间，金属类干燥温度为 $70 \sim 90℃$；塑胶类干燥温度为 $65 \sim 75℃$。

4.2.1.3 操作后：干燥柜运行结束，戴隔热手套，打开干燥柜门取出物品。

4.2.2 医用真空干燥柜

4.2.2.1 操作前：检查电源是否良好；检查真空干燥柜舱体内是否清洁；为保证干燥效果，须将待干燥负载沥水，用压缩气枪进行干燥，对负载表面和管腔器械内部进行处理。

4.2.2.2 操作时：放入待干燥的物品，容器应开口朝下或倾斜摆放，间隔排列，不堆叠；管腔器械摆放时保持两端都处于开放状态；不同材质的器械宜分开放置；干燥带有密闭空腔的器械时，应打开空腔进行干燥。根据低温真空干燥柜厂家说明书设定温度和时间。确认物品表面完全干燥后，待舱内压力恢复至室内压力方可打开舱门，取出物品。

4.2.2.3 操作后：工作结束后，清洁设备，关好干燥柜门，关闭电源开关。

4.2.3 压力气枪

4.2.3.1 操作前：打开气源，检查压力是否充足；检查压力气枪是否清洁，管线、喷头及操作手柄等部件有无裂隙、漏气、老化、堵塞等现象。

4.2.3.2 操作时：根据不同规格的管腔器械，选择大小相适宜的气枪喷头，器械应先吹干表面水渍，再吹干管腔。

4.2.3.3 操作后：每日使用后，关闭气源，清洗消毒管线、喷头及操作手柄等部件。

4.2.4 低纤维絮擦布

4.2.4.1 操作前：检查低纤维絮擦布是否清洁，有无破损。

4.2.4.2 操作时：应使用消毒的低纤维絮擦布，擦拭时动作轻柔。

4.2.4.3 操作后：重复使用的低纤维絮擦布每次使用后应清洗消毒，干燥后备用；一次性使用的低纤维絮擦布使用后丢弃。

4.3 注意事项

4.3.1 在使用医用高温干燥柜及真空干燥柜时，应加强职业防护，佩戴隔热手套，防止烫伤。

4.3.2 使用中的低纤维絮擦布污染或潮湿时应及时更换。

第十七篇

检查与保养技术

1. 概述

1.1 目的

检查器械的清洁度和功能完好性，使其符合质量要求。

1.2 适用范围

适用于清洗消毒后的可重复使用器械、器具和物品的清洁度检查与保养。

2. 术语定义

目测（visual inspection）

通过肉眼观察判定。

3. 检查与保养原则

3.1 检查与保养应按照 WS 310.2—2016 的要求进行操作。

3.1.1 应采用目测或使用带光源的放大镜对干燥后的每件器械、器具和物品进行检查。器械表面及其关节、齿牙处应光洁，无血渍、污渍、水垢等残留物质和锈斑；功能完好，无损毁。

3.1.2 清洗质量不合格的，应重新处理；器械功能损毁或锈蚀严重，应及时维修或报废。

3.1.3 带电源器械应进行绝缘性能等安全性检查。

3.1.4 应使用医用润滑剂进行器械保养。不应使用石蜡油等非水溶性的产品作为润滑剂。动力工具应选择生产厂家推荐的润滑剂。

3.2 遵循器械生产厂家说明书进行器械的清洁度检查、功能检查与保养。

3.3 精密器械宜与常规器械分别进行检查、保养。

4. 检查与保养操作

4.1 准备工作

4.1.1 人员准备　操作人员规范着装，戴圆帽、穿工作服及工作鞋，操作前做好手卫生。

4.1.2 用物准备　物品准备齐全，包括带光源放大镜、标识牌、专用润滑剂、低纤维絮擦布、测试材料等。

4.2 操作方法

4.2.1 根据器械的结构特点与分类进行检查与保养。

4.2.2 日常检查　在检查包装时进行，应目测和 / 或借助带光源放大镜检查。

4.2.2.1 清洗质量检查

4.2.2.1.1 清洗质量要求：清洗后的器械表面及其轴节、齿牙应光洁，无血渍、污渍、水垢等残留物质和锈斑。

4.2.2.1.2 重点检查部位：实心类表面光滑器械应检查器械表面；实心类表面不光滑器械应检查器械的棱角处；管腔器械应检查器械的表面和管腔，检查器械管腔应选择与管腔直径大小相匹配的白色管腔通条反复擦拭内腔并贯通管腔两端，确认白色通条洁白无污渍；轴节类器械应检查器械表面、轴节、锁扣、齿牙等处；光学目镜应检查表面、镜面、目镜端、物镜端、导光束接口处。

4.2.2.2 功能质量检查

4.2.2.2.1 功能质量通用要求：器械应完整、无变形、无毛刺、无腐蚀、无裂纹、无凹陷。

4.2.2.2.2 管腔器械应检查管腔是否通畅，器械外鞘和内芯契合度严密，无缝隙。

4.2.2.2.3 轴节类器械应检查器械齿牙无缺损、变形，对合无错位；关节活动灵活；锁扣无磨损，固定稳妥。

4.2.2.2.4 玻璃类物品应检查有无裂纹和缺损。

4.2.2.2.5 橡胶类物品应检查表面有无膨胀、变色、硬化、黏性增加等现象。

4.2.2.2.6 锐利类器械应检查功能端，应锋利，无卷刃、无缺损。

4.2.2.2.7 光学目镜应检查镜体，应完整无损坏；轴杆平直，无凹陷、无刮伤；镜面无裂痕；导光束接口处无损坏；检查镜头成像质量，图像应清晰、无变形，有条件的机构可使用专用设备进行测试。

4.2.3 定期检查

4.2.3.1 清洗质量监测

4.2.3.1.1 每月应至少随机抽查 3 ~ 5 个待灭菌包内全部物品的清洗质量，检查的内容同日常监测，并记录监测结果。

4.2.3.1.2 可定期采用定量和定性的监测方法，对诊疗器械、器具和物品的清洗效果进行评价。监测方法有 ATP 荧光检测法、残留蛋白测试法等。

（1）ATP 荧光检测法

1）原理：腺苷三磷酸（adenosine triphosphate，ATP）是一种存在于医疗器械表面的有机污染物中的能量物质，这种物质在一定条件下可以激发荧光。通过专用的采样棒对医疗器械表面进行采样，然后使用荧光检测仪读出相对光单位值（RLU）。相对光单位的数值越高，说明 ATP 的含量越多，器械的残留污染越重。

2）检测方法：从 ATP 采样棒中取出采样拭子，对须检测器械或物品表面进行旋转按压采样，接着将采样拭子彻底插入采样棒并按压到底，以使采样拭子与反应液充分接触，然后震荡采样棒以激活荧光反应。将采样棒放入 ATP 荧光检测仪中读取相对光单位值（具体参照产品说明书）。

（2）残留蛋白测试法

1）原理：蛋白质是医疗器械的重要污染物。在碱性条件下，铜离子（Cu^{2+}）与蛋白质反应生成 Cu^+，而 2,2'- 联喹啉 -4,4'- 二甲酸二钠（BCA）能够与 Cu^+ 特异性结合，形成紫色络合物。通过观察颜色改变或用仪器测定的方法，确知蛋白质的含量，从而判断器械的清洁程度。

2）测试方法：从蛋白采样棒中取出采样拭子，使用润湿液润湿采样拭子的表面，将润湿后的采样拭子在器械或物品表面进行旋转按压采样，然后将拭子插入蛋白采样棒内，用力向下按压并快速震荡，接着将蛋白采样棒放入培养容器中，在一定温度下培养一段时间，观察溶液的颜色改变并与比色卡比较，颜色偏向紫色则残留较重，或通过仪器读出蛋白质残留量

（具体参照产品说明书）。

4.2.3.2 功能质量检测

4.2.3.2.1 切割性能的测试：刃口应锋利，无钝口、卷口、缺口等现象。

（1）剪刀：应垂直于测试材料，在环状手柄上不施加任何侧向压力，剪刀必须完整剪切到材料末端，测试切割面必须平整，剪刀闭合后不能有材料的拖拽。

（2）咬骨钳：连续剪切测试材料三次，每次都能将测试材料完整地剪切下来，测试材料切面必须平滑工整。

4.2.3.2.2 闭合性能的测试：功能端应对合完好，无错位；锁扣应扣合紧密、无松动。

（1）有齿镊：功能端夹闭时，应弹性良好，从顶端到锯齿侧边至少 2/3 的部分关闭。头端齿牙无卷钩，无缺失，齿形一致。

（2）持针器：缓慢夹闭持针器，从棘齿接触直至咬合到最后一个齿扣，齿扣完全咬合时，头端至少 2/3 闭合。

（3）止血钳：将止血钳锁扣固定于第一挡位，手持止血钳功能端让锁扣部位在另一手掌心处拍击，锁扣不应自动弹开解锁。

4.2.3.2.3 轴节性能的测试：轴节灵活、无磨损，须进行晃动测试和平移测试。

（1）持针器晃动测试：打开持针器，成 45°交叉，分握持针器的两手柄，并上下晃动，持针器晃动测试时，持针器轴节部位不能有上下摇晃的现象。

（2）持针器平移测试：打开持针器，成 45°交叉，松开一侧手柄，自然下落，该侧手柄应该在任何位置都可以停留，并在外力作用下平滑地移动。

4.2.3.2.4 夹持性能的测试：夹持性能稳定，无松动。

（1）持针器：将持针器的功能端咬住相匹配的缝合针，卡在锁扣的第二挡位，并晃动缝合针，缝合针不能有摇晃的现象。

（2）无损伤阻断钳：无损伤阻断钳完整夹闭测试材料，至少维持 3s，打开阻断钳，在测试材料上可以看见清晰的齿印，对光检查测试材料，不能出现任何的孔洞。

4.2.3.2.5 绝缘性能的检测

（1）目测检查：器械表面绝缘层完整，无破损、无裂缝，清洁、干燥。

（2）绝缘检测仪检测

1）在使用绝缘检测仪前，评估周围环境是否安全。

2）遵循产品说明书连接绝缘检测仪。

3）选择适当的绝缘检测工具附件，如探测刷、探测环等。

4）启动绝缘检测仪主机，遵循厂家说明书设置和调节电压。

5）先进行绝缘检测仪的导通性能测试，合格后再进行手术器械的绝缘性能检测。将探测刷 / 环末端接触器械金属部位，如设备正常报警提示，则该绝缘检测仪可以正常使用。如没有发生报警提示，则重新检查所有的电线接线的连接是否正确。

6）器械在使用绝缘检测仪检测前，先进行目测检查。

7）对器械绝缘层进行检测，当绝缘检测仪发出报警声或有灯光闪烁，则提示该手术器械的绝缘性存在问题（具体判断参照产品说明书）。

4.2.3.2.6 导光性能测试：将导光束的一端对准室内光源，用大拇指在导光束对准光源的一端反复做打开和遮盖动作，检查另一端有无漏光区。有条件的机构可使用专用设备进行测试。

4.3 器械检查与保养的注意事项

4.3.1 精密类器械注意轻拿轻放，注意保护功能端，防止损坏。

4.3.2 性能受损或缺失的器械应及时维修或更换。

第十八篇

包装技术

1. 概述

1.1 目的

选择适宜的包装材料和包装方式，通过装配、包装、封包、注明标识等步骤进行包装，确保灭菌后无菌屏障功能完好。

1.2 适用范围

适用于各类可复用诊疗器械、器具和物品闭合式包装、密封式包装、硬质容器的包装。

2. 术语定义

2.1 闭合（closure）

闭合是指用于关闭包装而没有形成密封的方法。例如反复折叠，以形成一弯曲路径。

2.2 密封（sealing）

密封是包装层间连接的结果。

注：密封可以采用诸如黏合剂或热熔法。

2.3 闭合完好性（closure integrity）

闭合完好性是指闭合条件能确保该闭合至少与包装的其他部分具有相同的阻碍微生物进入的程度。

2.4 包装完好性（package integrity）

包装完好性是指包装未受到物理损坏的状态。

2.5 无菌屏障系统（sterile barrier system）

无菌屏障系统是指防止微生物进入并能使产品在使用地点无菌使用的最小包装。

2.6 预成形无菌屏障系统（preformed sterile barrier system）

预成形无菌屏障系统是指已完成部分装配供装入和最终闭合或密封的无菌屏障系统。示例：纸袋、组合袋和敞开着的可重复使用的容器。

2.7 微生物屏障（microbial barrier）

微生物屏障是指无菌屏障系统在规定条件下防止微生物进入的能力。

2.8 包装材料（packaging material）

包装材料是指任何用于制造或密封包装系统的材料。

2.9 装配（assembly）

装配是指将一个或多个物品组装成一个使用单元的过程。

2.10 包装（packaging）

包装是指将装配好的物品采用包装材料将其密封或闭合，形成无菌屏障系统的过程。

2.11 封包（securing）

封包是指将包装好的物品采用封包胶带进行固定的过程。

2.12 标识（package labeling）

标识是指包装标签和提供的任何使用信息的集合，以书写、印刷、电子或图形符号等方式固定在包装系统上，用于医疗器械的识别、技术说明和使用。

2.13 闭合式包装（wrapped package）

闭合式包装是指采用纺织品或无纺布、皱纹纸等包装材料以闭合的方式形成的包装。

2.14 密封式包装（sealed package）

密封式包装是指采用纸袋、纸塑包装袋或特卫强包装袋等包装材料以密封的方式形成的包装。

2.15 信封式包装（envelope fold）

信封式包装是指采用信封式折叠路径进行的包装。

2.16 方形折叠包装（square fold）

方形折叠包装是指采用方形折叠路径进行的包装。

3. 包装原则

3.1 包装应遵循 WS 310.2—2016 的要求执行。

3.2 应遵循器械厂家使用说明书的要求进行包装。

3.3 宜根据专科器械类别设置专科器械包装工作台。

3.4 器械与敷料应分室包装。

3.5 按照包装物品装配的操作规程或图示，核对包装物品的名称、规格和数量。

3.6 灭菌包装材料应符合 GB/T 19633 及 YY/T 0698 的要求。

3.7 根据灭菌方式，器械或敷料的体积、重量等选择与其相适应的包装材料。

4. 包装前评估

4.1 评估包装物品质量，包括清洁度、干燥度、完好性、功能状态等，合格后方可包装。

4.2 评估包装材料的质量是否合格。

4.3 评估包装材料与器械的形状、重量、体积及灭菌方式是否匹配。

4.4 评估包内、包外化学指示物与灭菌方式是否匹配。

4.5 评估灭菌标识的清晰度、信息完整性等是否符合要求。

5. 包装操作

包装操作包括装配、包装、封包、注明标识等步骤。

5.1 准备工作

5.1.1 人员准备　工作人员规范着装，戴圆帽，穿工作服及工作鞋，操作前做好手卫生。

5.1.2 用物准备　物品准备齐全，包括包装材料、化学指示物、配置清单、吸水垫巾或吸水纸、灭菌标识、保护用具等。

5.1.3 环境准备　在 CSSD 检查包装区进行包装。工作台面清洁干燥，环境温度、相对湿度、通风换气次数及照明符合要求。

5.2 操作方法

5.2.1 装配

5.2.1.1 遵循器械厂家说明书将拆卸的器械进行装配。带内芯器械应拔出内芯。

5.2.1.2 依据器械装配的技术规程或图示核对器械的种类、规格和数量。

5.2.1.3 手术器械应摆放在篮筐或有孔的托盘中进行配套包装。

5.2.1.4 手术所用盘、盆、碗等器皿，宜与手术器械分开包装。

5.2.1.5 剪刀和血管钳等轴节类器械不应完全锁扣。

5.2.1.6 有盖的容器应开盖，摆放的器皿间应用吸湿布、纱布或医用吸水纸隔开，包内物品朝向一致。

5.2.1.7 所有的空腔、阀门应打开，软质管腔类物品应盘绕放置，保持管腔通畅；电源或光源导线盘绕直径大于10cm，无锐角。

5.2.1.8 精密器械、锐利器械应采取保护措施，可采用固定架、保护垫或使用灭菌介质可穿透的保护帽，内镜宜放置在专用带盖、带卡槽的器械盒内进行单独包装。

5.2.1.9 按照器械的使用顺序摆放器械，或根据器械篮筐（托盘）及盛装容器上的图示，将器械分别放入固定位置。

5.2.1.10 器械网篮（托盘）底部垫吸水纸（布）。包内物品摆放整齐、有序。

5.2.1.11 器械装配完毕后放入包内化学指示物，放置位置应符合 WS 310.2—2016 的要求。

5.2.2 包装

5.2.2.1 核对：包装前再次根据器械配置清单进行双人核对，核对器械的名称、规格、数量是否正确，检查阀门是否已打开，特殊配件是否正确装配等。

5.2.2.2 选择包装材料：根据灭菌方法和器械包的形状、体积、重量等选择与其相适应的包装材料。包装材料应符合 GB/T 19633 的要求及 YY/T 0698 的要求。

5.2.2.3 选择包装方法：根据包装材料及厂家说明书的要

求选择包装方法。包装方法分为闭合式包装和密封式包装。

5.2.2.3.1 闭合式包装：闭合式包装包括信封式包装法和方形折叠包装法。也可内层采用方形折叠包装法，外层采用信封式包装法进行混合式包装。手术器械若采用闭合式包装方法，应由2层包装材料分2次包装。

（1）信封式包装法

1）将包装材料呈菱形置于包装台面。将待包装的物品置于包装材料中央，且与包装台平行。

2）提起包装材料下角完全覆盖物品，至物品的上缘处折回形成一个折角。

3）将包装材料左角向右折叠覆盖物品，至物品右侧边缘折回形成一个折角。

4）将包装材料右角向左折叠覆盖物品，在物品左侧边缘折回再形成一个折角。

5）将包装材料的上角向下折叠覆盖物品，并将该角折入左右两角叠层之下，留一个可见的小折角，以方便打开灭菌包。

6）用同样的包装方式包装第二层。采用包外化学指示物固定。

（2）方形折叠包装法

1）将包装材料边缘平行于包装台边缘放置。将物品置于包装材料中央，且与包装材料边缘线平行。

2）将包装材料下缘上折覆盖物品，至物品上缘折回（折向操作者）形成折边。

3）将包装材料上缘下折覆盖物品，至物品下缘折回形成折边。

4）将左边包装材料整理平整向右折叠覆盖物品，至物品右缘折回形成折边。

5）将右边包装材料整理平整向左折叠覆盖物品，至物品左缘折回形成折边。

6）用同样的包装方式包装第二层。采用包外化学指示物固定。

5.2.2.3.2 密封式包装

（1）操作前进行医用热封机性能测试，合格后方可使用。

（2）选择与灭菌方式及器械体积、重量相适宜的包装袋。

（3）将包装袋一端开口进行封口。

（4）将器械放入包装袋，器械操作端与包装袋开启方向一致，放入包内化学指示物，排出袋内多余气体。

（5）将包装袋另一端开口进行封口。

（6）检查两端封口效果。

（7）将灭菌标识粘贴于包装袋塑面。

5.2.2.3.3 硬质容器的包装方法

（1）检查盒盖、底座的边缘有无变形，闭锁装置等是否完好。

（2）检查垫圈是否平整、无破损、无脱落。

（3）若通气系统使用滤纸和固定架，应检查固定架的稳定性，一次性滤纸应每次更换，重复使用的滤纸应检查有无破损并保持清洁；若通气系统使用阀门，应遵循生产厂家说明书检查阀门，包括通气阀、疏水阀。

（4）将待包装器械放入与硬质容器相匹配的网篮中，网篮底部垫吸水纸或吸湿布。检查包内化学指示物放置位置是否符合要求，将网篮放在容器底部。

（5）盖上盒盖，并确保盒盖与盒体对合紧密。

（6）闭锁装置完好，放置一次性锁扣（锁卡）封包。粘贴包外化学指示物和灭菌标识。

5.2.3 封包

5.2.3.1 包外应设有灭菌化学指示物。高度危险性物品灭菌包内还应放置包内化学指示物；如果透过包装材料可直接观察包内灭菌化学指示物的颜色变化，则不必放置包外灭菌化学指示物。

5.2.3.2 闭合式包装应使用专用胶带，胶带长度应与灭菌包体积、重量相适宜，松紧适度。封包应严密，保持闭合完好。封包方式可采用两条平行、井字形或十字形。

5.2.3.3 密封式包装 密封宽度应 ≥ 6mm，包内器械距包装袋封口处 ≥ 2.5cm。

5.2.3.4 医用热封机在每日使用前应检查参数的准确性和闭合完好性。

5.2.3.5 硬质容器应设置安全闭锁装置，无菌屏障完整性破坏后应可识别。

5.2.4 注明标识

5.2.4.1 灭菌物品包装的标识应齐全，包括注明物品名称、检查包装者姓名或代号、灭菌器编号、灭菌批次、灭菌日期、失效日期等相关信息；或含有上述内容的信息标识。

5.2.4.2 标识应正确、清晰、完整，无涂改，标识应具有可追溯性。

5.3 注意事项

5.3.1 硬质容器的使用及操作应遵循生产厂家的使用说明或指导手册。

5.3.2 操作过程中轻拿轻放，精密器械、锐利器械应加强保护措施，防止器械损坏。盒装器械应单盒包装。

5.3.3 普通棉布包装材料应一用一清洗，无污渍，无异物，灯光检查无破损。

第十九篇

灭菌技术

1. 概述

1.1 目的

杀灭医疗器械、器具和物品上一切微生物，包括细菌芽孢，达到无菌保证水平。

1.2 适用范围

1.2.1 物理灭菌方法包括热力灭菌、辐射灭菌。

1.2.1.1 热力灭菌主要包括压力蒸汽灭菌和干热灭菌。压力蒸汽灭菌适用于耐湿、耐热的器械、器具和物品；干热灭菌适用于耐热、不耐湿，蒸汽或气体不能穿透物品的灭菌，如玻璃、油脂、粉剂等。

1.2.1.2 辐射灭菌是利用射线（包括 X 射线、γ 射线和加速电子束等）的辐照来杀灭一切微生物和芽孢的技术。

1.2.2 化学灭菌方法主要是环氧乙烷、过氧化氢、甲醛等灭菌剂在规定条件下，以合适的浓度和有效的作用时间进行灭菌，适合不耐热、不耐湿的器械、器具和物品的灭菌。

2. 术语定义

2.1 真空泄漏测试（air leakage test）

真空泄漏测试是指用于验证在真空状态下，漏入灭菌室的气体量不足以阻碍蒸汽渗透负载，并且不会导致在干燥期间负载受到再次污染。

2.2 B-D 测试（Bowie and Dick test）

B-D 测试是指对能灭菌多孔负载的灭菌器是否能成功去除

空气的测试。

2.3 快速压力蒸汽灭菌（flash steam sterilization）

快速压力蒸汽灭菌是指专门用于处理立即使用物品的压力蒸汽灭菌过程。

2.4 暴露时间（exposure time）

暴露时间是指在规定的剂量和条件下，消毒因子和消毒处理的物品有效接触的时间。

2.5 无菌保证水平（sterility assurance level，SAL）

无菌保证水平是指灭菌后产品上存在单个活微生物的概率，通常表示为 10^{-n}。医学灭菌一般设定 SAL 为 10^{-6}。

2.6 灭菌周期（sterilization cycle）

灭菌周期是指灭菌器中用于灭菌的控制程序，包括灭菌器运行的各项程序。

3. 灭菌原则

3.1 耐湿、耐热的器械、器具和物品应首选压力蒸汽灭菌。管腔器械不应使用下排气压力蒸汽灭菌程序进行灭菌。

3.2 不耐热、不耐湿的器械、器具和物品应采用低温灭菌。

3.3 不耐热、耐湿的手术器械，应首选低温灭菌。

3.4 灭菌器操作方法应遵循生产厂家的使用说明或指导手册。

3.5 灭菌器应遵循生产厂家的使用说明书制订操作规程和定期进行维护保养。

3.6 应根据不同的灭菌方法，采取适宜的职业防护措施。

3.7 压力蒸汽灭菌器供给水与蒸汽的质量应符合 WS 310.1 附录 B 的要求。

4. 压力蒸汽灭菌器操作

4.1 准备工作

4.1.1 人员准备　戴圆帽，穿专用鞋，做好手卫生，必要时戴防烫手套。

4.1.2 用物准备

4.1.2.1 B-D 测试包、压力蒸汽灭菌化学测试包、压力蒸汽灭菌生物测试包等监测材料。

4.1.2.2 信息追溯系统、扫描枪、灭菌运行监测记录本。

4.1.2.3 灭菌篮筐、灭菌层架、装载车、物品转运车、卸载车。

4.1.2.4 灭菌器专用清洁工具，如低纤维絮擦布等。

4.2 安全检查

4.2.1 电路检查　打开总电源开关后，检查通电情况，确认灭菌器显示屏幕及相关指示灯处于正常状态。

4.2.2 水路检查　包括蒸汽用水和冷却用水。

4.2.2.1 蒸汽用水：自带蒸汽发生器，须检查水箱的水位，应达到相应水位线。

4.2.2.2 冷却用水：确认水压表压力数值，参考值为 300 ~ 600kPa。

4.2.3 蒸汽压力值检查：须遵循生产厂家的使用说明要

求，观察减压前后压力表数值，参考值为 300 ~ 500kPa（减压后）。

4.2.4 压缩空气检查　观察压力表数值，参考值为 600 ~ 800kPa。

4.2.5 灭菌器压力表检查

4.2.5.1 指针处在"0"的位置，无松动或断裂。

4.2.5.2 表盘刻度清晰，玻璃无破裂。

4.2.6 柜门密封圈检查

4.2.6.1 检查密封圈，应清洁，无胶痕、杂质。

4.2.6.2 轻压密封圈时，密封圈与门封槽贴合紧密。

4.2.6.3 密封圈无裂纹、缺口及断裂。

4.2.7 检查打印装置或电子记录存档系统　功能完好，处于备用状态，打印纸充足，打印字迹清晰。

4.2.8 检查灭菌器柜内是否清洁，冷凝水排出口应无杂物。

4.2.9 排出蒸汽管道内残留冷凝水（外源供蒸汽方式）。

4.2.9.1 打开疏水管道阀门，排出管道沉积的冷凝水。

4.2.9.2 听排放冷凝水声音，无波动、无杂音时，冷凝水排空，关闭疏水管道阀门。

4.2.10 柜门安全锁扣检查

4.2.10.1 机械门的安全锁扣检查：转动手柄，检查各个固定爪能否平滑地伸入锁扣内，以保证其能安全有效地固定。

4.2.10.2 自动门的安全锁扣检查：检查方法遵循灭菌器生产厂家说明书。

4.2.11 安全检查记录　记录各工作介质的数值。

4.3 操作方法

4.3.1 B-D 测试

4.3.1.1 预热：根据生产厂家操作指引，灭菌器自动预热或选择运行预热程序。

4.3.1.2 选择 B-D 测试程序

4.3.1.2.1 预热完成后，将 B-D 测试包水平放于灭菌柜内排气口上方。

4.3.1.2.2 应在灭菌器空载情况下运行并完成 B-D 测试程序。

4.3.1.3 B-D 测试结果判断

4.3.1.3.1 B-D 测试纸均匀一致变色，说明 B-D 测试通过，灭菌器可以使用。

4.3.1.3.2 B-D 测试纸变色不均匀说明 B-D 测试失败，可重复一次 B-D 测试。合格，灭菌器可以使用；不合格，须检查 B-D 测试失败原因，直至 B-D 测试通过后该灭菌器方能使用。

4.3.1.4 B-D 测试结果记录　双人复核并签名。

4.3.2 真空泄漏测试　是设备自检的程序，测试频率应遵循生产厂家的使用说明，建议在 B-D 测试前完成。

4.3.3 装载

4.3.3.1 装载方式：采用篮筐或层架装载。

4.3.3.2 装载原则

4.3.3.2.1 确认待灭菌物品的灭菌方式正确。

4.3.3.2.2 灭菌包之间、灭菌篮筐之间、灭菌层架各层之间、灭菌层架与灭菌柜室内壁之间应留空隙。

4.3.3.2.3 宜将同类材质的器械、器具和物品置于同一批次灭菌。

4.3.3.2.4 各类物品混合装载时，纺织类物品应放置于上层，金属类器械放置于下层。

4.3.3.2.5 盆、盘、碗类物品应斜放，包内容器开口朝向一致；玻璃瓶等底部无孔的器皿类物品应倒立或侧放；使用篮筐装配的器械包、硬质容器应平放；纸袋、纸塑包装物品应侧放；纺织类物品竖放。

4.3.3.2.6 灭菌包体积及重量：下排气压力蒸汽灭菌器宜 $\leqslant$ 30cm×30cm×25cm；脉动预真空压力蒸汽灭菌器宜 $\leqslant$ 30cm×30cm×50cm。器械包重量不宜超过 7kg，敷料包重量不宜超过 5kg。

4.3.3.2.7 检查包装完好性，包外标识应清晰完整。

4.3.4 灭菌周期的选择

4.3.4.1 应遵循灭菌器生产厂家使用说明推荐的灭菌周期。

4.3.4.2 应遵循器械生产厂家使用说明推荐的灭菌参数要求。

4.3.4.3 灭菌周期的选择遵循 WS 310.2—2016 灭菌器灭菌参数的要求，根据不同灭菌负载的种类和重量进行选择，见表 19-4-1。

表 19-4-1 压力蒸汽灭菌器灭菌参数

设备类别	物品类别	灭菌设定温度 /℃	最短灭菌时间 /min	灭菌压力参考范围 /kPa	建议干燥时间
下排气式	敷料	121	30	102.8 ～ 122.9	≥ 30min
	器械		20		
预真空式	器械、敷料	121	20	102.8 ～ 122.9	10 ～ 30min，或增加干燥阶段脉动次数
		132	4	184.4 ～ 210.7	
		134		201.7 ～ 229.3	

注：1. 须依据 WS 310.2—2016，并遵循灭菌器和器械生产厂家的使用说明或指导手册。

2. 下排气式灭菌程序不能灭菌管腔器械。

3. 用于朊病毒污染器械消毒、清洗后的灭菌处理，灭菌时间为 18min。

4.3.5 灭菌周期的观察　观察灭菌周期各阶段参数，见图 19-4-1。

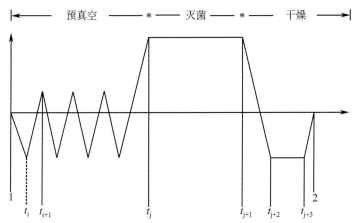

注 1：t_i—第 i 次蒸汽注入的开始时间；　　t_{i+1}—第 i + 1 次真空脉冲的开始时间；

t_j—灭菌阶段的开始时间；　　　　　t_{j+1}—维持阶段的结束时间；

t_{j+2}—干燥阶段的开始时间；　　　　t_{j+3}—干燥阶段的结束时间。

注 2：1—开始；2—结束。

图 19-4-1 灭菌周期示意图

4.3.5.1 预真空阶段：观察压力的变化及所需时间是否符合灭菌器设置参数的要求。

4.3.5.2 灭菌阶段：观察压力、时间和温度的变化是否符合灭菌器设置参数的要求。

4.3.5.3 干燥阶段：观察压力值的变化是否符合灭菌器设置参数的要求。

4.3.6 卸载

4.3.6.1 灭菌周期结束，灭菌器发出蜂鸣声或开门的绿色指示灯亮起可进行卸载。

4.3.6.2 卸载门开启后，戴防烫手套，将卸载车与灭菌器腔体对接并固定，缓慢移出灭菌层架或灭菌篮筐。

4.3.6.3 卸载后应冷却，灭菌包不应直接放在送风口下方。冷却时间根据包裹大小、种类及包装材料决定，至少30min，并有冷却时间标识。

4.3.6.4 灭菌有效性确认：双人核对物理监测、化学监测的结果。

4.3.7 灭菌参数记录　记录灭菌日期、灭菌器编号、批次号、物品名称、灭菌周期、灭菌周期运行起止时间及灭菌阶段的温度、压力、时间等数值。

4.4 注意事项

4.4.1 管腔器械不应使用下排气式压力蒸汽灭菌方式进行灭菌。

4.4.2 灭菌物品装载时，包与包之间应保持一定间距。

4.4.3 未经冷却的灭菌包不能用手触摸或直接放置于冷的

物体表面。

4.4.4 灭菌装载和卸载操作前应做好手卫生。

5. 小型蒸汽灭菌器操作

5.1 准备工作

5.1.1 人员准备 戴圆帽,穿专用鞋,做好手卫生。

5.1.2 用物准备

5.1.2.1 压力蒸汽灭菌化学指示卡(包)、压力蒸汽灭菌生物指示物。

5.1.2.2 信息追溯系统、扫描枪、灭菌运行监测记录本。

5.1.2.3 灭菌器专用清洁工具,如低纤维絮擦布。

5.2 安全检查

5.2.1 连接电源,开启设备。

5.2.2 检查灭菌器的压力表

5.2.2.1 指针处在"0"的位置,无松动或断裂。

5.2.2.2 表盘刻度清晰,玻璃无破裂。

5.2.3 柜门密封圈检查

5.2.3.1 检查密封圈,应清洁,无胶痕、杂质。

5.2.3.2 轻压密封圈时,密封圈与门封槽贴合紧密。

5.2.3.3 密封圈无裂纹、缺口及断裂。

5.2.4 打印装置检查 打印纸充足,打印字迹清晰。

5.2.5 清洁灭菌器腔内排水口、柜壁、灭菌托盘等。

5.2.6 检查水箱内经纯化的水是否充足。

5.2.7 安全检查记录 记录各工作介质的数值。

5.3 操作方法

5.3.1 装载

5.3.1.1 确认待灭菌物品的灭菌方式正确。

5.3.1.2 遵循灭菌器说明书对单个灭菌物品的最大重量及每个托盘或每层能承载的最大装载总重量进行核查。

5.3.1.3 装载的物品不能触及柜门和腔体内壁。

5.3.1.4 使用专用托盘架，待灭菌物品之间应留空隙。

5.3.1.5 采用纸塑包装袋包装的器械应使用装载架分隔摆放。

5.3.2 灭菌周期的选择

5.3.2.1 应遵循灭菌设备生产厂家使用说明书或指导手册正确选择和使用灭菌周期。

5.3.2.2 应遵循器械生产厂家的使用说明推荐的灭菌参数要求。

5.3.2.3 小型蒸汽灭菌器按特定灭菌负载范围和灭菌周期选择的建议，可分为 B、N、S 三种周期类型，具体见表 19-5-1。

表 19-5-1　小型蒸汽灭菌器灭菌周期类型与负载范围

类型	预期使用的说明
B 类灭菌周期	至少包括用于有包装的和无包装的实心负载、A 类空腔负载和标准中要求作为检测用的多孔渗透性负载的灭菌周期
N 类灭菌周期	只用于无包装的实心负载的灭菌周期

续表

类型	预期使用的说明
S 类灭菌周期	用于制造商规定的特殊灭菌物品,包括无包装实心负载和至少以下一种情况:多孔渗透性物品、小量多孔渗透性混合物、A 类空腔负载、B 类空腔负载、单层包装物品和多层包装物品的灭菌周期

注:1. 无包装负载灭菌后应立即使用或在清洁状态下储存、运输和应用(例如防止交叉感染)。

2. 不同分类的灭菌周期只能应用于指定类型物品的灭菌。对于一个特定的负载,灭菌器的选择、灭菌周期的选择和媒介的提供可能不适合,所以对于特定负载的灭菌过程需要通过验证。

5.3.3 灭菌周期的观察 观察灭菌周期各阶段参数。根据使用的小型压力蒸汽灭菌器的类型,观察每个灭菌周期临界点各数值的变化。

5.3.4 卸载

5.3.4.1 灭菌周期运行正常至结束,灭菌器发出蜂鸣声或开门的绿色指示灯亮起可进行卸载。

5.3.4.2 戴防烫手套,打开灭菌器门,将无菌物品从灭菌器腔体取出放至转运车。

5.3.4.3 卸载后无菌物品应冷却。

5.3.4.4 双人核对物理监测、化学监测的结果。

5.3.5 灭菌数据记录 记录灭菌日期、灭菌器编号、批次号、物品名称、灭菌周期、灭菌周期运行起止时间及灭菌阶段的温度、压力、时间等数值。

5.4 注意事项

5.4.1 应根据灭菌物品的特性选择相应的灭菌周期。

5.4.2 装载时不能超过灭菌器设置的上限。

5.4.3 卸载后的灭菌物品应避免停放在送风口下方。

5.4.4 未经冷却的灭菌包不能用手触摸。

5.4.5 快速灭菌程序不应作为物品的常规灭菌程序。应急情况下使用时只适用于灭菌裸露物品，使用卡式盒或专用灭菌容器盛放。灭菌后不应存储，无有效期。

6. 干热灭菌器操作

6.1 准备工作

6.1.1 人员准备　戴圆帽，穿专用鞋，做好手卫生。

6.1.2 用物准备

6.1.2.1 干热灭菌监测材料。

6.1.2.2 信息追溯系统、扫描枪、干热灭菌运行监测记录本。

6.1.2.3 灭菌器专用清洁工具，如低纤维絮擦布。

6.2 安全检查

6.2.1 连接电源，开启设备。

6.2.2 检查灭菌器的柜门密封圈，应平整、清洁，无胶痕、杂质，无损坏。

6.2.3 轻压密封圈时，密封圈与门封槽贴合紧密。

6.2.4 柜门锁扣灵活，安全有效。

6.2.5 安全检查记录　记录各工作介质的数值。

6.3 操作方法

6.3.1 装载

6.3.1.1 确认待灭菌物品的灭菌方式正确。

6.3.1.2 灭菌物品平整、有间隔地放置在层架上，不堆叠。

6.3.2 灭菌周期的选择　根据灭菌物品选择合适的灭菌温度和所需时间，见表 19-6-1。

表 19-6-1　**干热灭菌温度和所需时间的建议**

灭菌温度 /℃	所需最短灭菌时间 /min
160	120
170	60
180	30

6.3.3 灭菌周期的观察　观察灭菌温度在所需灭菌时间内是否维持恒定。

6.3.4 卸载

6.3.4.1 灭菌周期结束，舱内温度降至 40℃ 以下可卸载。

6.3.4.2 双人核对物理监测、化学监测的结果。

6.3.5 灭菌数据记录　记录灭菌日期、灭菌器编号、批次号、物品名称、灭菌运行起止时间及灭菌阶段的温度和灭菌时间等数值。

6.4 注意事项

6.4.1 设置灭菌温度应充分考虑待灭菌物品对温度的耐受力。灭菌有机物品或纸质包装的物品时，温度应 ≤ 170℃。

6.4.2 棉织品、合成纤维、塑料制品、橡胶制品、导热性差的物品、不锈钢器械等不应使用干热灭菌。

6.4.3 灭菌包体积不应超过 10cm×10cm×20cm，装载高度不应超过灭菌器内腔高度的 2/3，待灭菌物品不应与灭菌器内腔底部和四壁接触。

6.4.4 灭菌温度达到要求时，应打开柜体的排风装置。

7. 环氧乙烷灭菌器操作

7.1 准备工作

7.1.1 人员准备　戴圆帽，穿专用鞋，做好手卫生。

7.1.2 用物准备

7.1.2.1 环氧乙烷生物监测包、环氧乙烷气罐。

7.1.2.2 信息追溯系统、扫描枪、环氧乙烷灭菌运行监测记录本。

7.1.2.3 灭菌器专用清洁工具，如低纤维絮擦布。

7.2 安全检查

7.2.1 接通电源，设备显示屏出现灭菌周期设置功能提示界面。

7.2.2 检查灭菌器储水器的水量，不能低于水位线。

7.2.3 检查进、排气管路连接是否牢固。

7.2.4 检查并清理压缩空气气路过滤器集液瓶内的油和水。

7.2.5 用经纯化的水擦拭灭菌器柜室内腔，注意安装槽、气孔、柜室门、密封圈等。

7.2.6 打开压缩空气开关，压力参考值为 600～800kPa。

7.2.7 如有环氧乙烷解析器，检查解析器是否处于备用状态。

7.2.8 打印纸充足，打印字迹清晰。

7.2.9 安全检查记录　记录各工作介质的数值。

7.3 操作方法

7.3.1 装载

7.3.1.1 确认待灭菌物品的灭菌方式正确。

7.3.1.2 灭菌物品装载应使用专用篮筐，摆放时物品之间应留空隙。

7.3.1.3 纸塑包装袋包装的物品纸面对塑面侧放，不堆叠。

7.3.1.4 生物监测包放在整个装载的中心部位，有两层灭菌筐时生物监测包应放在上层。

7.3.1.5 装载完成，检查篮筐内的物品，不应超过篮筐边缘；篮筐不应紧贴柜门和内壁。

7.3.2 灭菌程序的选择　根据灭菌物品的种类、包装等选择37℃或55℃的灭菌程序。

7.3.3 灭菌过程的观察　灭菌过程包括预热、预湿、抽真空、通入气化环氧乙烷达到预定浓度、维持灭菌时间、清除灭菌器内环氧乙烷气体、解析残留环氧乙烷等过程，见图19-7-1。

7.3.3.1 选择37℃灭菌程序：按下启动键至灭菌结束，温度保持在34～40℃；气体暴露时间至少持续3h。

7.3.3.2 选择55℃灭菌程序：按下启动键至灭菌结束，温度保持在52～58℃；气体暴露时间至少持续1h。

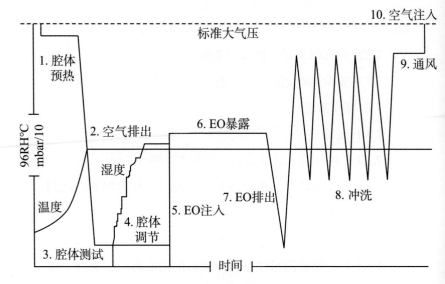

图 19-7-1　环氧乙烷灭菌过程示意图

7.3.4　卸载

7.3.4.1　除金属和玻璃材质以外的灭菌物品，灭菌后应经过解析。解析时间：50℃，12h；60℃，8h。残留环氧乙烷应符合 GB/T 16886.7 的要求。解析过程应在环氧乙烷灭菌柜内继续进行，输入的空气应经过高效过滤，或放入专门的通风柜内，不应采用自然通风法进行解析。

7.3.4.2　灭菌周期结束，屏幕开门锁显示为开锁状态，确认物理参数符合要求，可进行卸载。

7.3.4.3　打开灭菌器门，佩戴手套将无菌物品卸载至转运车，并取出生物监测包。

7.3.4.4　双人核对物理监测、化学监测结果。

7.3.4.5　卸载后进行生物监测。

7.3.5 灭菌数据记录 记录灭菌日期、灭菌器编号、批次号、物品名称、灭菌周期、灭菌周期运行起止时间及灭菌阶段的温度、相对湿度、时间等数值。

7.4 注意事项

7.4.1 环氧乙烷灭菌不能用于粉末状或液体物品的灭菌。

7.4.2 物品装载量不应超过灭菌器总体积的80%；同一批次灭菌，宜搭配吸附性强与吸附性弱的物品，对PVC（乙烯基）类、塑料类、橡胶类等物品灭菌时，其数量不能超过灭菌器装载量的50%。

7.4.3 运行过程中，灭菌阶段气罐已经刺破，禁止强行打开柜门，防止环氧乙烷气体泄漏。

7.4.4 环氧乙烷灭菌气罐的存储应严格执行国家制定的有关易燃易爆物品的储存要求，应远离火源和静电，通风良好，温度 < 40℃，不应存放于冰箱中。

7.4.5 消毒员应经过专业知识和紧急事故处理的培训。

8. 过氧化氢气体等离子体低温灭菌器操作

8.1 准备工作

8.1.1 人员准备 戴圆帽，穿专用鞋，做好手卫生。

8.1.2 用物准备

8.1.2.1 过氧化氢气体等离子体低温灭菌化学测试包、过氧化氢气体等离子体低温灭菌生物测试包。

8.1.2.2 信息追溯系统、扫描枪、过氧化氢气体等离子体低温灭菌运行监测记录本。

8.1.2.3 灭菌器专用清洁工具，如低纤维絮擦布。

8.2 安全检查

8.2.1 电源处于通电状态。

8.2.2 检查灭菌剂　卡匣式灭菌剂确认可用循环次数；瓶装式灭菌剂确认剩余液量是否充足以及是否在有效期内。

8.2.3 检查灭菌舱内，应清洁、无异物，必要时佩戴 PVC 或丁腈手套，用低纤维絮擦布干式清洁。

8.2.4 打印装置运转正常，打印字迹清晰，打印纸充足。

8.2.5 安全检查记录　记录各工作介质的数值。

8.3 操作方法

8.3.1 装载

8.3.1.1 确认待灭菌物品的灭菌方式正确。

8.3.1.2 灭菌包不堆叠，宜单层摆放，灭菌包之间应留空隙。

8.3.1.3 特卫强包装袋包装的物品应塑面对特卫强面同向有序摆放或侧放。

8.3.1.4 器械盒宜平放装载。

8.3.1.5 金属物体不应与灭菌器腔体内壁、柜门或者电极网接触；装载物和电极网之间至少保持 2.5cm 的距离，且不应触及柜门及腔体后壁。

8.3.1.6 不同材质的物品宜混合装载、放置于上下层装载架上。

8.3.2 灭菌程序的选择

8.3.2.1 应根据灭菌物品选择相应的灭菌程序，如表面、管腔和软镜灭菌程序。

8.3.2.2 应遵循器械生产厂家及灭菌器生产厂家的使用说明，选择正确的灭菌器型号和灭菌程序。

8.3.3 灭菌过程的观察 通过灭菌器屏幕观察灭菌循环的状态。灭菌过程包含两次或若干次灭菌循环周期，每次循环周期包括抽真空、注射、扩散、等离子体和通风五个步骤。灭菌器型号不同、灭菌程序不同、灭菌参数的设定不同，灭菌过程曲线图有所差异。灭菌过程示意图见图 19-8-1。

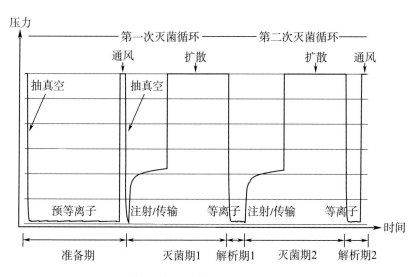

图 19-8-1 过氧化氢气体等离子体低温灭菌过程示意图

8.3.4 卸载

8.3.4.1 灭菌周期结束，屏幕显示已完成，确认物理参数符合要求，可进行卸载。

8.3.4.2 佩戴 PVC 或丁腈手套将无菌物品卸载至转运车。

8.3.4.3 双人核对物理监测、化学监测结果。

8.3.4.4 有生物监测的，卸载后进行生物监测。

8.3.5 灭菌数据记录　记录灭菌日期、灭菌器编号、批次号、物品名称、灭菌周期、灭菌周期运行起止时间及灭菌阶段的温度、压力、时间、等离子功率、过氧化氢浓度（如有）等数值。

8.4 注意事项

8.4.1 灭菌负载不得含有布、纸、油、水、粉、木质类物质，以及一端闭塞的盲端管腔类物品。

8.4.2 应遵循灭菌设备厂家说明书对特殊类物品（如软式内镜等）的灭菌数量要求进行装载。

8.4.3 应遵循灭菌设备厂家说明书对不同灭菌程序的装载要求（如表面灭菌程序仅使用下层搁架等）进行装载。

8.4.4 如灭菌器有腔体内过氧化氢浓度监测装置，装载时应注意勿遮挡浓度监测通路以免发生循环取消。

8.4.5 当发生灭菌循环报警、过程中断时，应佩戴乳胶或 PVC 手套进行灭菌器内灭菌物品的针对性处理。

9. 低温蒸汽甲醛灭菌器操作

9.1 准备工作

9.1.1 人员准备　戴圆帽，穿专用鞋，做好手卫生。

9.1.2 用物准备

9.1.2.1 低温蒸汽甲醛灭菌监测材料。

9.1.2.2 信息追溯系统、扫描枪、低温蒸汽甲醛灭菌运行监测记录本。

9.1.2.3 灭菌器专用清洁工具，如低纤维絮擦布。

9.2 安全检查

9.2.1 打开电源开关，触摸屏幕显示主菜单。

9.2.2 检查水源、蒸汽等是否符合设备运行要求。

9.2.3 检查灭菌剂　屏幕显示"运行前添加甲醛液"，按设备使用说明指引进行添加灌注。

9.2.4 检查密封圈，应完好，无变形和裂缝等。

9.2.5 检查打印纸　打印纸应充足。打印纸更换应按设备使用说明指引。

9.2.6 检查打印笔　检查打印字符的情况，如有变淡或模糊现象，按设备使用说明指引在运行前更换打印笔。

9.2.7 安全检查记录　记录各工作介质的数值。

9.3 操作方法

9.3.1 装载

9.3.1.1 确认待灭菌物品的灭菌方式正确。

9.3.1.2 使用专用灭菌篮筐装载物品。灭菌包之间应留空隙，物品表面应尽量暴露。

9.3.1.3 纸塑包装物品应纸面对塑面有序摆放，不堆叠。

9.3.2 灭菌程序的选择　根据灭菌物品的种类、特性选择合适的灭菌程序，如温度为60℃或78℃的灭菌程序。

9.3.3 灭菌过程的观察　低温蒸汽甲醛灭菌整个灭菌周期包括预热、预真空、排气、蒸汽注入、湿化、升温、化学消毒液的注入、灭菌维持和解吸附等过程。灭菌过程示意图见图19-9-1。

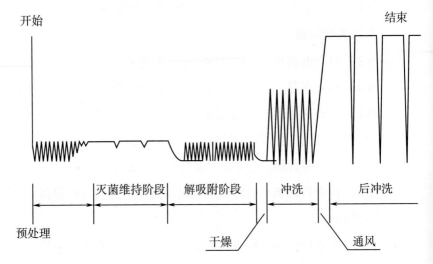

图 19-9-1　低温蒸汽甲醛灭菌过程示意图

9.3.4　卸载

9.3.4.1　灭菌周期结束，屏幕显示已完成，确认物理参数符合要求，可进行卸载。

9.3.4.2　打开灭菌器，佩戴防烫手套将无菌物品卸载至转运车。

9.3.4.3　双人核对物理监测、化学监测的结果。

9.3.4.4　卸载后无菌物品应冷却至室温。

9.3.5　灭菌数据记录　记录灭菌日期、灭菌器编号、批次号、物品名称、灭菌周期、灭菌周期运行起止时间及灭菌阶段的温度、浓度、时间等数值。

9.4 注意事项

9.4.1 不应选择可吸附甲醛或甲醛不易穿透的包装材料，如布类、普通纸类、聚乙烯膜、玻璃纸等。

9.4.2 应遵循灭菌设备厂家说明书的装载要求进行装载，如最大装载量不超过篮筐体积的 75%，每个篮筐的装载重量不超过 3.5kg（不包括篮筐自重）。

9.4.3 装载灭菌物品时不应触及灭菌器腔体内壁和柜门。

9.4.4 不应使用测试程序进行物品的灭菌。

9.4.5 低温蒸汽甲醛灭菌器操作者应培训上岗，并具有相应的职业防护知识和技能。

第二十篇

消毒与无菌物品储存

1. 概述

1.1 目的

无菌物品储存条件应符合 WS 310.2 的要求，以确保无菌物品在使用前保持无菌状态。

1.2 适用范围

适用于消毒与无菌物品的储存。

2. 术语定义

无菌物品储存有效期（sterile storage life）

无菌物品在规定储存条件下质量能够符合规定的期限。

3. 储存原则

应通过正确的操作和管理，维持合格的储存环境。

4. 储存操作

4.1 准备工作

4.1.1 人员准备　做好手卫生，戴圆帽，穿专用鞋。

4.1.2 储存环境　温度低于 24℃，相对湿度低于 70%。

4.1.3 用物准备　清洁干燥的篮筐、储物架或储存柜、转运车。

4.2 操作方法

4.2.1 接触无菌物品前做好手卫生。

4.2.2 质量检查

4.2.2.1 充分冷却后，检查有无包外湿包、包外化学指示物变色情况等。

4.2.2.2 检查包装是否闭合完好，纸塑包装袋应密封完整，硬质容器卡锁完整。

4.2.2.3 检查外包装标识，应完整、清晰、正确。

4.2.3 储存

4.2.3.1 灭菌后物品应分类、分架放置，固定位置，设置标识。

4.2.3.2 采用开放式储存架，可将无菌物品直接或使用篮筐放置于储存架上。

4.2.3.3 消毒后直接使用的物品专区或专架储存。

4.2.3.4 验收合格的一次性使用无菌物品，拆除外包装后进入无菌物品存放区储存。

4.2.4 无菌物品储存要求

4.2.4.1 物品存放架（柜）应距离地面高度 ≥ 20cm，距离墙 ≥ 5cm，距离天花板 ≥ 50cm。

4.2.4.2 无菌物品有效期要求

4.2.4.2.1 无菌物品存放区环境的温度、湿度达到 WS 310.1 的规定，使用普通棉布材料包装的无菌物品有效期宜为 14d。

4.2.4.2.2 未达到环境标准时，使用普通棉布材料包装的无菌物品有效期不应超过 7d。

4.2.4.2.3 医用一次性纸袋包装的无菌物品，有效期宜为 30d；使用一次性医用皱纹纸、医用无纺布包装、一次性纸塑袋包装、硬质容器包装的无菌物品，有效期宜为 180d。

4.3 注意事项

4.3.1　同类物品宜放置在同一层架上或同一灭菌篮筐内，细小物品建议用密纹筐或固定容器放置。

4.3.2　无菌包掉落地上或放至不洁处应视为被污染，须重新处理。

第二十一篇

发放与运送

1. 概述

1.1 目的

消毒及无菌物品以合格状态发放，并安全运送至使用科室。

1.2 适用范围

适用于消毒及无菌物品的发放与运送。

2. 术语定义

2.1 院内运送（intra hospital transport）

院内运送是指将消毒及无菌物品运送至本院区各使用科室。

2.2 院外运送（inter hospital transport）

院外运送是指将消毒及无菌物品运送至院区外分院及其他医疗机构。

2.3 封闭式运送（enclosed transport）

封闭式运送是指将消毒及无菌物品放置于封闭的运送箱（车）内，采用封闭方式进行物品的转运。

3. 发放与运送原则

3.1 发放时应遵循"先进先出"的原则。

3.2 运送时应遵循安全转运原则，妥善固定，防止器械损坏和二次污染。

4. 发放操作

4.1 准备工作

4.1.1 人员准备　做好手卫生，戴圆帽，穿专用鞋。

4.1.2 用物准备　发放操作台、运送车、清洁封闭运送箱、发放清单、快速手消毒剂。

4.2 操作方法

4.2.1 按照发放清单准备使用科室所需物品。

4.2.2 确认消毒及无菌物品的有效性和包装完好性。

4.2.3 植入物的常规放行　应生物监测合格后发放。

4.2.4 植入物的提前放行　第 5 类化学指示物合格可提前放行，并做好记录，生物监测的结果应及时通报使用部门。

4.2.5 将消毒及无菌物品放入封闭运送箱，物品放置无挤压。

4.2.6 精密特殊器械宜按标识要求分开放置。

4.3 注意事项

4.3.1 发放后的无菌物品不应回到无菌物品存放区储存。

4.3.2 发放操作前应做好手卫生。

5. 运送操作

5.1 准备工作

5.1.1 人员准备　做好手卫生，戴圆帽。

5.1.2 用物准备　发放清单、快速手消毒剂。

5.2 操作方法

5.2.1 院内运送

5.2.1.1 按发放清单核对消毒及无菌物品并装车。

5.2.1.2 按规定的运送路线下送，做到急用优先。

5.2.1.3 运送过程中落实手卫生，防止消毒及无菌物品被污染，安全运输。

5.2.1.4 消毒及无菌物品到达使用科室后，与相关人员进行交接。

5.2.1.5 使用后的运送工具应清洁消毒，干燥保存。

5.2.2 院外运送

5.2.2.1 按发放清单核对院区外分院及其他医疗机构的消毒及无菌物品，并装箱或装车。

5.2.2.2 按照运送顺序摆放运送车（箱），并妥善固定。

5.2.2.3 运送人员与接收人员共同在发放清单签名确认。

5.2.2.4 使用后的运送工具应清洁消毒，干燥保存。

5.3 注意事项

5.3.1 运送箱装车时不宜叠放过高。

5.3.2 院外运送的物流箱式运送车如不能做到洁污分开，每次使用后应进行消毒。

5.3.3 精密特殊器械应做好保护措施。

第二十二篇

灭菌质量监测与召回

1. 概述

1.1 目的

1.1.1 灭菌质量监测　对灭菌过程及灭菌效果进行监测，确保灭菌质量合格。

1.1.2 召回　避免灭菌不合格的物品被发放和使用。

1.2 适用范围

1.2.1 灭菌质量监测　适用于所有灭菌方式。

1.2.2 召回　适用于生物监测不合格的灭菌物品。

2. 术语定义

大修（major repair）

超出该设备常规维护保养范围，显著影响该设备性能的维修操作。

示例 1：压力蒸汽灭菌器大修，如更换真空泵、与腔体连接的阀门、大型供汽管道、控制系统等。

示例 2：清洗消毒器大修，如更换水泵、清洗剂供给系统、加热系统、控制系统等。

3. 原则

3.1 按照不同灭菌方式的要求，采用物理监测法、化学监测法和生物监测法进行灭菌质量监测，结果应符合 WS 310.3 的要求。

3.2 按照灭菌装载物品的种类，可选择具有代表性的 PCD

进行灭菌效果的监测。

3.3 物理监测不合格的灭菌物品不得发放，并应分析原因进行改进，直至监测结果符合要求。

3.4 化学 PCD 监测不合格的批次，灭菌物品不得发放；包外化学监测不合格的灭菌物品不得发放；包内化学监测不合格的灭菌物品和湿包不得使用。分析原因并进行改进，直至监测结果符合要求。

3.5 生物监测不合格时，应尽快召回上次生物监测合格以来尚未使用的所有灭菌物品，重新处理。分析不合格的原因，改进后，生物监测连续三次合格后方可使用。

3.6 植入物的灭菌应每批次进行生物监测，结果合格后方可发放。

3.7 使用特定的灭菌程序灭菌时，应使用相应的指示物进行监测。

3.8 灭菌外来医疗器械、植入物、硬质容器、超大超重包，应遵循厂家提供的灭菌参数，首次灭菌时对灭菌参数和有效性进行测试，并进行湿包检查。

4. 灭菌质量监测操作

4.1 准备工作

4.1.1 人员准备 做好手卫生，戴圆帽，穿专用鞋。

4.1.2 用物准备 各类灭菌方式的化学指示物、生物指示物、生物阅读器及记录本。

4.2 操作

4.2.1 物理监测

4.2.1.1 压力蒸汽灭菌

4.2.1.1.1 日常监测：每次灭菌应连续监测并记录灭菌时的温度、压力和时间等灭菌参数。灭菌温度波动范围在 +3℃内，时间满足最低灭菌时间的要求，同时记录所有临界点的时间、温度与压力值，结果应符合灭菌的要求。灭菌结束后核对灭菌参数等物理监测，打印记录单。

4.2.1.1.2 定期监测：每年用温度压力检测仪监测温度、压力和时间等参数，检测仪探头放置于最难灭菌部位。

4.2.1.1.3 结果判断：灭菌程序正确、灭菌周期完整，灭菌参数符合灭菌器的使用说明要求，判断物理监测合格，双人复核监测结果并记录签名。

4.2.1.2 干热灭菌

4.2.1.2.1 每批次灭菌应进行物理监测，监测方法包括观察并记录温度和持续时间。

4.2.1.2.2 结果判断：温度在设定时间内均达到预设温度，判断物理监测合格，双人复核监测结果并记录签名。

4.2.1.3 环氧乙烷灭菌

4.2.1.3.1 每次灭菌时应监测并记录灭菌时的温度、压力、时间和相对湿度等灭菌参数，应符合灭菌器使用说明或操作手册的要求。

4.2.1.3.2 结果判断：灭菌程序正确、灭菌周期完整，灭菌参数符合灭菌器的使用说明要求，判断物理监测是否合格，双人复核监测结果并记录签名。

4.2.1.4　过氧化氢气体等离子体低温灭菌

4.2.1.4.1　每次灭菌应连续监测并记录每个灭菌周期的临界参数，如舱内压、温度、等离子体电源输出功率和灭菌时间等灭菌参数。宜对过氧化氢浓度进行监测。

4.2.1.4.2　结果判断：灭菌程序正确、灭菌周期完整，灭菌参数符合灭菌器的使用说明要求，判断物理监测是否合格，双人复核监测结果并记录签名。

4.2.1.5　低温蒸汽甲醛灭菌

4.2.1.5.1　每批次灭菌监测并记录灭菌过程的参数，包括灭菌温度、相对湿度、压力和时间。

4.2.1.5.2　结果判断：灭菌程序正确、灭菌周期完整，灭菌参数符合灭菌器使用说明书或操作手册要求，判断物理监测是否合格，双人复核监测结果并记录签名。

4.2.2　化学监测

4.2.2.1　应进行包内、包外化学指示物监测。具体要求为灭菌包包外应有化学指示物，高度危险性物品包内应放置包内化学指示物，置于最难灭菌的部位。如果透过包装材料可直接观察包内化学指示物的颜色变化，则不必放置包外化学指示物。可每批次使用化学PCD进行监测。

4.2.2.2　结果判断：经过一个灭菌周期后，根据化学指示物的颜色或形态等变化，将化学指示物与标准色块比对，判定是否达到灭菌合格要求，双人复核监测结果并记录签名。

4.2.3　生物监测

4.2.3.1 压力蒸汽灭菌应至少每周监测一次，宜在监测日的第一锅进行。

4.2.3.2 植入物应对每批次进行生物监测；紧急情况灭菌植入物时，使用含第 5 类化学指示物的生物 PCD 进行监测，化学指示物合格可提前放行。生物监测的结果应及时通报使用部门。

4.2.3.3 小型压力蒸汽灭菌器因一般无标准生物监测包，应选择灭菌器常用的、有代表性的灭菌物品制作生物监测包或生物 PCD，置于灭菌器最难灭菌的部位，且灭菌器应处于满载状态。生物测试包或生物 PCD 应侧放，体积大时可平放。

4.2.3.4 采用快速灭菌程序时，应直接将一支生物指示物置于空载的灭菌器内，经一个灭菌周期后取出，规定条件下培养，观察结果。

4.2.3.5 干热灭菌应每周监测一次。

4.2.3.6 环氧乙烷灭菌应每批次进行生物监测。

4.2.3.7 过氧化氢气体等离子体低温灭菌每天使用时应对每个不同灭菌程序至少进行一次生物监测。

4.2.3.8 低温蒸汽甲醛灭菌应对不同灭菌程序每周监测一次。

4.2.3.9 采用新的包装材料或方法灭菌时应进行生物监测。

4.2.3.10 灭菌结束后，取出生物指示物，检查生物指示物上的化学标识变色情况，并注明灭菌器锅号、锅次、灭菌日期等。

4.2.3.11 采用压力蒸汽灭菌，应待生物指示物冷却后，方可关闭盖帽。

4.2.3.12 使用专用工具压碎含培养基的安瓿，观察并确认安瓿已被压碎。检查并确保培养液与菌片充分混合。

4.2.3.13 将混合后的生物指示物放入生物阅读器的培养孔，同时设同批号的阳性对照管。

4.2.3.14 结果判断

4.2.3.14.1 生物监测结果阴性：生物阅读器自动显示（－），表示结果为阴性（合格）。

4.2.3.14.2 生物监测结果阳性：生物阅读器自动显示（＋），表示结果为阳性。

4.2.3.15 双人复核监测结果并记录签名。

4.2.3.16 使用后的生物指示物应遵循厂家说明书处理。

4.2.3.17 常用灭菌方式的生物监测方法见附录C。

4.2.4 B-D测试

4.2.4.1 预真空（包括脉动真空）压力蒸汽灭菌器应每日开始灭菌运行前空载进行B-D测试，测试方法应参照WS/T 367。B-D测试合格后，灭菌器方可使用。B-D测试失败，应及时查找原因并进行改进，监测合格后，灭菌器方可使用。

4.2.4.2 测试方法

4.2.4.2.1 B-D测试包的制作方法：B-D测试包由100%脱脂纯棉布或100%全棉手术巾折叠成长（30±2）cm、宽（25±2）cm、高25～28cm的布包；将专用B-D测试纸放入上述布包的中间；制成的B-D测试包的重量要求为（4±0.2）kg；采用一次性使用或反复使用的B-D测试包。

4.2.4.2.2 B-D 测试方法：预热灭菌器后，在空锅状态下将 B-D 测试包水平放在灭菌装载架的下层排气口的上方；或放置在灭菌器说明书指定的最难灭菌位置。

4.2.4.2.3 结果判定：B-D 测试纸均匀一致变色，说明 B-D 测试通过，灭菌器可以使用；B-D 测试纸变色不均说明 B-D 测试失败，可重复一次 B-D 测试，合格，灭菌器可以使用，不合格，须检查 B-D 测试失败原因，直至 B-D 测试通过后该灭菌器方能使用。

4.2.5 灭菌器新安装、移位和大修后的监测

4.2.5.1 压力蒸汽灭菌器

4.2.5.1.1 应按照 WS 310.3 的要求进行物理监测、化学监测和生物监测。

4.2.5.1.2 物理监测、化学监测通过后，生物监测应空载连续监测三次，合格后灭菌器方可使用，监测方法应符合 GB/T 20367 的有关要求。

4.2.5.1.3 对于小型压力蒸汽灭菌器，生物监测应满载连续监测三次，合格后灭菌器方可使用。

4.2.5.1.4 预真空（包括脉动真空）压力蒸汽灭菌器应进行 B-D 测试并重复三次，连续监测合格后，灭菌器方可使用。

4.2.5.2 干热灭菌器：应进行物理监测、化学监测和生物监测（重复三次），监测合格后灭菌器方可使用。

4.2.5.3 低温灭菌器：低温灭菌器新安装、移位和大修、灭菌失败、包装材料或被灭菌物品改变，应对灭菌效果进行重新评价，包括采用物理监测法、化学监测法和生物监测法进行

监测（重复三次），监测合格后灭菌器方可使用。

4.3 注意事项

4.3.1 应选择有消毒产品卫生安全评价报告的监测产品，并在有效期内使用。

4.3.2 如使用热敏纸打印物理监测记录，须做好数据保存。

4.3.3 化学指示物存放应避光、避湿、避热。

4.3.4 一天内进行多次生物监测，且生物指示物为同一批号，可只设一支阳性对照。

4.3.5 灭菌后生物指示物的激活操作应遵循厂家说明书。

4.3.6 生物阅读器应遵循厂家说明书进行定期清洁、维护保养和校验。

4.4 灭菌质量监测不合格及处理

4.4.1 物理监测不合格及处理

4.4.1.1 停止使用该灭菌器并上报。

4.4.1.2 通知设备工程师查找物理监测不合格的原因。

4.4.1.3 根据维修情况对灭菌器进行监测，监测合格后方可使用灭菌器。大修后的灭菌器监测，应参照本章节 4.2.5 的要求进行。

4.4.1.4 物理监测不合格的灭菌物品应重新包装灭菌。

4.4.2 化学监测不合格及处理

4.4.2.1 整批次灭菌物品化学指示物显示不合格，停止使用该灭菌器并上报。

4.4.2.2 单件灭菌物品化学指示物显示不合格，检查化学指示物的质量，包括有效期、存放环境等，并排除人为操作因素。

4.4.2.3 查找化学监测不合格的原因，如装载情况、物理参数等。

4.4.2.4 化学监测不合格的灭菌物品应重新包装灭菌。

4.4.3 生物监测不合格及处理

4.4.3.1 上报并立即启动生物监测不合格灭菌物品召回流程。

4.4.3.2 查找生物监测不合格的原因，如生物指示物的质量及有效期、物理参数、灭菌器及生物阅读器的工作状态、生物监测操作过程等。

4.4.3.3 生物监测不合格的灭菌物品应重新包装灭菌。

4.4.4 湿包处理

4.4.4.1 湿包的判断

4.4.4.1.1 包外湿包：经灭菌和冷却后，在外包装上有明显可见的水渍、水珠或存在潮湿。

4.4.4.1.2 包内湿包：包内器械或容器内有水珠；包内敷料有明显水渍。

4.4.4.1.3 湿包的判定方法

（1）目测法：是判断湿包最常用的方法，用肉眼查看灭菌后经充分冷却的灭菌包外包装是否有明显可见的水渍、水珠或潮湿存在，有即可判断该包为湿包。目测法只能判断包外湿包。

（2）称重法：待灭菌包灭菌前及灭菌后分别称重，通过重量的变化来判断是否为湿包，它不但能判断包外湿包，也可判断包内湿包。敷料包灭菌前后的重量增加不超过 1%，金属器械包灭菌前后的重量增加不超过 0.2%。使用此方法应遵循 GB 8599 规定的测试条件和方法。

4.4.4.2 湿包的处理

4.4.4.2.1 填写包外湿包观察记录表。

4.4.4.2.2 分析湿包产生的原因，从人为因素、设备因素、灭菌介质等进行排查。

4.4.4.2.3 将湿包退回检查包装区更换包装材料和监测材料，重新包装及灭菌。

4.4.4.2.4 每月对湿包发生情况进行汇总与记录，形成分析报告，并落实改进措施。

5. 召回

5.1 召回流程

5.1.1 确认生物监测不合格后，立即上报相关主管部门，启动召回流程。

5.1.2 确定至上次生物监测合格以来的灭菌日期及锅号、锅次。例如：1 号灭菌器 3 月 24 日第一锅次生物监测结果不合格，则召回 1 号灭菌器 3 月 17 日生物监测合格后第一锅次到 3 月 24 日第一锅次之前的所有灭菌物品。

5.1.3 立即通知使用部门停止使用召回范围内的灭菌包，由 CSSD 集中回收处理，同时将替代物品送至临床科室。

5.1.4 分析判断生物监测不合格原因，同时再进行一次生物监测，并通知灭菌器及生物指示物阅读器厂家工程师对相关设备进行检查。

5.1.5 如为灭菌器故障原因，维修后进行生物监测，连续三次合格后方可使用。预真空压力蒸汽灭菌器同时应进行 B-D 测试并重复三次，连续监测合格后方可使用。小型压力蒸汽灭菌器应满载进行生物监测，连续三次合格后方可使用。

5.1.6 召回物品按照污染物品处理，遵循清洗—消毒—包装—灭菌的原则重新处理。

5.1.7 对该次事件进行分析和总结，排查问题和制订改进措施，完善相关制度，做到持续质量改进。

5.2 书写召回报告

5.2.1 明确召回原因。

5.2.2 提出改进措施，以避免类似情况的再次发生。

5.2.3 提供召回过程中应召回物品的数量、实际召回物品数量和比值，报告医院感染管理科。

第二十三篇

消毒供应中心的质量追溯管理

1. 概述

CSSD 的质量追溯管理系统，是记录复用诊疗器械、器具和物品在 CSSD 从回收、清洗、消毒、包装、灭菌、储存、发放及手术室 / 临床科室使用的整个过程，实现质量可追溯的管理系统，保障供应物品的安全性，保证患者安全。

2. 术语定义

2.1 质量追溯（quality tracking）

质量追溯是指对影响灭菌过程和结果的关键要素进行记录，保存备查，实现可追踪。

2.2 信息化质量追溯管理系统（informationalized quality tracking management system）

信息化质量追溯管理系统是通过信息化手段实现医院消毒供应中心工作全流程质量管理的一种工具，能记录复用诊疗器械、器具和物品在消毒供应中心从回收、清洗、消毒、包装、灭菌、储存、发放及手术室 / 临床科室使用的整个过程。

3. 质量追溯管理的目的

实现无菌物品质量全程追溯，使复用无菌物品处理的工作流程具有规范性、强制性和科学性，记录复用无菌物品清洗、消毒、灭菌操作时的关键参数，实现质量控制过程的可追溯。

4. 原则与要求

4.1 对追溯的复用无菌物品设置唯一性编码。

4.2 在各关键操作流程点进行信息或数据采集，并形成闭环记录。

4.3 追溯记录应客观、真实、及时，错误录入更正需要有权限设置并留有痕迹。

4.4 记录关键信息内容包括操作人、操作流程、操作时间、操作内容等。

4.5 清洗消毒追溯信息至少保留 6 个月，灭菌及灭菌监测信息至少保留 3 年。

5. 方法

5.1 手工记录方法实现追溯

5.1.1 应留存清洗消毒器和灭菌器运行参数打印资料或记录。

5.1.2 手工记录可复用器械、器具和物品回收、清洗消毒、检查包装、灭菌及监测、储存发放各环节的关键参数，并签名存档，实现可追溯。

5.1.2.1 回收：应记录回收人员、回收科室、回收器械的名称和数量、回收时间等。

5.1.2.2 清洗消毒：应记录清洗消毒操作人员，器械、器具和物品名称及数量，清洗消毒的方法、时间和温度等参数。

5.1.2.3 检查包装：应记录检查包装及核对的操作人员、

器械名称、数量和检查情况、包装时间等。

5.1.2.4 灭菌及监测：应记录灭菌器运行情况，包括灭菌日期、灭菌器编号、批次号、装载的主要物品、灭菌程序号、主要运行参数、操作员签名或代号，以及灭菌质量的监测结果等。

5.1.2.5 储存发放：应记录储存发放操作人员、发放科室、物品名称和数量等相关信息。

5.2 信息化管理手段实现追溯

5.2.1 采用信息化管理手段对追溯的可复用器械、器具和物品设置唯一性编码，可使用条形码和/或射频识别技术（radio frequency identification，RFID）作为标识技术。

5.2.2 在回收、接收、清洗消毒、检查包装、灭菌及监测、储存发放等各追溯流程点设置数据采集终端，进行数据采集，实时记录每个物品在各操作流程的处理过程、操作时间、操作者，实现每个物品的历史都有据可查、有证可依，形成闭环记录。

5.2.3 在系统中可以随时随地查询消毒灭菌包所在的位置和状态。

5.2.4 通过记录监测过程和结果，对结果进行判断，提示预警或干预后续相关处理流程。

5.2.5 信息采集

5.2.5.1 回收清点过程信息采集：使用后的器械、器具和物品回收至 CSSD 去污区，进行回收登记，完成所属科室、器械物品名称、数量、回收人员、时间等信息的采集录入。

5.2.5.2 清洗消毒过程信息采集

5.2.5.2.1 信息系统可完成清洗消毒器械物品名称、清洗时间、清洗人员、清洗设备、清洗方式和程序等数据的采集，达到实时监控清洗流程及清洗消毒器运行过程参数的作用。

5.2.5.2.2 清洗消毒结束时，操作人员查看信息系统采集的清洗消毒器的运行参数，判断清洗消毒是否符合质量标准要求，若不符合要求，则该批次器械、物品不能进入下一个工作流程。

5.2.5.3 包装过程信息采集：该过程可采集器械、物品的包装信息，包括消毒灭菌包名称、包装者、灭菌类型、有效期等信息后生成物品包的唯一条形码，贴于对应的器械、物品包外，或直接采用电子化信息储存于系统中。装配时可根据电脑端图文信息显示消毒灭菌包的器械、器具和物品的数量、名称、图片及装配方法等，方便操作人员配置及核对。

5.2.5.4 灭菌过程信息采集：灭菌人员通过扫描设备唯一条形码和消毒灭菌包上的条形码，并与该灭菌器的监测包或监测结果相关联，完成消毒灭菌包名称、数量、灭菌时间、灭菌人员、灭菌设备、灭菌锅次、序列号和程序、灭菌监测包及监测结果等信息的采集。

5.2.5.5 灭菌监测结果信息采集

5.2.5.5.1 灭菌监测结果信息采集包括 B-D 测试、物理监测、化学监测、生物监测结果的信息采集。

5.2.5.5.2 通过对灭菌监测结果采集的时间限定，使实际灭菌时间与采集时间一致。完成每锅次的灭菌参数、监测包结果的信息采集；灭菌结果合格后，该批次器械、物品才能进入下一个工作流程。

5.2.5.6 储存信息采集：工作人员通过扫描器械、物品的存架号和监测合格的消毒灭菌包完成储存过程及存储信息的采集及保存。

5.2.5.7 发放信息采集：完成发放的消毒灭菌包名称、数量、发放时间、发放人员、发放科室、接收人员等信息的采集。

5.2.5.8 使用信息采集：操作人员将消毒灭菌包的条形码信息与患者的信息相关联并存档，便于日后追溯或进行质量查询。

第二十四篇

眼内手术器械的再处理

1. 概述

由于眼睛的敏感性，外来物质如残留的清洗剂、消毒剂、灭菌剂等进入眼前段会引起急性炎症反应，造成眼部组织和视力严重损害；同时，眼内手术器械结构复杂、精密，且尖细、锐利、易损，器械再处理难度高，因此，关注眼内手术器械的再处理至关重要。应建立眼内手术器械规范的清洗消毒、包装、灭菌等操作流程。

2. 术语定义

2.1 眼内手术器械（intraocular surgical instruments）

眼内手术器械是指用于治疗累及眼球内部的疾病的手术器械，包括超声乳化手柄、白内障囊外手术器械、青光眼手术器械、取硅油器械、玻璃体切割器械、视网膜脱离器械等。

2.2 眼前节毒性综合征（toxic anterior segment syndrome，TASS）

眼前节毒性综合征是一种发生于眼部手术后的非感染性急性炎性反应，是由进入眼前段的非感染性因素对眼内组织产生毒性导致。

3. 管理要求

3.1 应遵循 WS 310 及国家相关法规标准进行眼内手术器械的回收、清洗消毒及灭菌。

3.2 应设立专人专岗，人员相对固定；应制订岗位人员培训计划，内容应包括眼内手术器械、TASS 相关知识等的培训；人员应经过岗位培训、考核合格后上岗。

3.3 应设置眼科器械处置专区，眼内手术器械应与其他手术器械分开处理，清洗刷应专用。

3.4 应配备足够的器械，以确保器械有充足的再处理时间。

3.5 应建立眼内手术器械再处理操作规程，并根据眼内手术器械的特点，细化技术要求和操作方法。

3.6 应定期对水处理系统和蒸汽的质量进行监控。

4. 处理原则

4.1 应遵循器械生产厂家提供的使用说明或指导手册进行眼内手术器械再处理。

4.2 使用者应对使用后的器械在使用间隙进行预处理，手术后应立即使用无菌水清除器械上沾染的碎屑和污迹，尤其是管腔器械。

4.3 器械保护原则应贯穿整个器械再处理过程，防止造成机械性损伤，确保平稳转运。

4.4 遵循器械说明书选择和使用清洗剂，优先考虑使用不含表面活性剂的清洗剂。

4.5 应特别关注清洗过程中的有效漂洗。终末漂洗应使用经纯化的水，经纯化的水应符合 GB 5749 的要求。

4.6 应进行眼内手术器械的清洗、消毒、灭菌效果的日常质量检查和定期质量检查。

4.7 眼内手术中眼底属于朊病毒感染的高风险部位，疑似朊病毒污染的器械清洗方法遵照 WS 310.2 和 WS/T 367 中的相关规定执行。

5. 眼内手术器械清洗消毒灭菌操作

5.1 现场预处理

5.1.1 在手术过程中，应及时使用无菌水及无菌不脱屑织物或海绵擦拭手术器械。

5.1.2 用经纯化的水进行预处理，包括去除器械上残留的血液（渍）、组织、肉眼可见污染物、眼内灌注液和硅油等。

5.1.3 使用黏弹剂操作后的器械，术毕应立即将器械浸在无菌水中。

5.1.4 带管腔的器械在操作间隙和使用后应及时用无菌水冲洗管腔。

5.1.5 超声乳化手柄使用结束后及时抽吸无菌水 200mL 左右，冲洗手柄管腔内的组织碎片，禁止使用生理盐水。

5.1.6 不能及时回收清洗的，应做好保湿处理。

5.2 回收转运

5.2.1 眼内器械使用后应放入带有固定支架、缓冲条、硅胶垫等保护装置的专用器械盒内。

5.2.2 器械盒放入和取出回收箱、回收车时应小心轻放，保持水平、避免侧倾。

5.2.3 应密闭式回收，选择地面平整的转运路线，避免明显震动，平稳转运。

5.3 分类

5.3.1 按照器械清单清点核对器械的名称、数量、规格等。

5.3.2 检查器械完整性，必要时使用带光源放大镜。

5.3.3 按照器械厂家说明书拆卸器械至最小单位，细小器械应放入带盖的密纹筐内，带管腔的器械将内芯拔出。

5.3.4 根据器械材质、结构、污染程度等进行分类，选择不同的清洗消毒方法。

5.4 清洗

5.4.1 手工清洗

5.4.1.1 手工清洗步骤为冲洗、洗涤、漂洗、终末漂洗，均应使用经纯化的水。终末漂洗用水 pH 应为 5～7。

5.4.1.2 根据器械材质及耐湿程度，可选择浸泡、擦洗、擦拭、刷洗等洗涤方法，管腔应使用水枪冲洗，水压遵循器械说明书的要求。

5.4.1.3 应选择和使用不脱絮的清洗工具。

5.4.1.4 终末漂洗应使用经纯化的水或蒸馏水反复冲洗管腔和器械各部位至少 3 次。

5.4.2 机械清洗

5.4.2.1 超声清洗的频率和时间应遵循器械厂家说明书的要求选择和使用，一般频率为 80～100kHz，时间不宜超过 10min。超声清洗器每天或每次使用后都应排空、清洁、干燥。

5.4.2.2 使用清洗消毒器时应选择眼科手术器械专用的清洗程序及带喷射装置的篮筐。

5.4.2.3 管腔器械清洗时应与喷射装置相连接，细小器械应放置在带固定支架的托盘或密纹筐中，避免在清洗过程中发生移动碰撞。

5.4.2.4 预洗、主洗后应至少有 2 次，必要时可进行 3 次漂洗或热漂洗。

5.4.2.5 根据器械说明书的要求或推荐，在清洗时使用经纯化的水。

5.4.2.6 若无眼科专用的清洗消毒器，清洗消毒器在使用前应空载运行一次，确保已去除来自前次清洗工序的颗粒物等污染。

5.4.2.7 不建议常规使用润滑剂。

5.5 消毒

5.5.1 根据器械材质选择消毒方式，首选机械热力消毒，A_0 值 ≥ 600。

5.5.2 湿热消毒应使用经纯化的水，消毒温度和时间应符合 WS 310.2 的要求。

5.5.3 不建议常规使用化学消毒，若采用化学消毒，应在消毒后应用经纯化的水彻底漂洗，避免消毒剂残留。

5.5.4 可选用 75% 乙醇进行擦拭消毒，对于管腔器械，可用 75% 乙醇冲洗管腔，除非器械说明书中告知禁忌使用。

5.6 干燥

5.6.1 手工清洗消毒后器械首选干燥设备进行干燥；不耐热的器械可采用清洁、无脱絮的擦布擦拭或压力气枪等进行干燥。

5.6.2 管腔器械宜选择低温真空干燥柜干燥；压力气枪应

使用洁净医用压缩空气，根据器械说明书要求调节气枪压力，以免损坏器械。

5.6.3 不建议使用乙醇干燥。

5.7 检查保养与包装

5.7.1 应通过目测或借助带光源放大镜进行器械清洗质量检查，应无污渍、锈渍等残留，不应使用会导致异物残留的工具和方法。

5.7.2 借助放大镜进行精细器械功能检查，观察器械表面、螺纹和齿槽等功能端无涂层磨损、腐蚀、斑点，无凹陷、弯曲、划痕，中轴无偏曲，无倒钩、卷边、离断，功能完好。

5.7.3 带电源器械应进行绝缘性能检查；连接线无裂纹、破损、老化等。

5.7.4 不建议使用任何护理剂和润滑剂。

5.7.5 眼内手术器械应使用带有固定支架、缓冲条、硅胶垫等保护装置的器械盒进行配套包装，管腔器械应保持管腔通畅，避免形成盲端或无效腔。

5.7.6 器械装载在器械盒内不应超过器械盒高度，避免造成器械损坏。

5.7.7 普通棉布不应用于眼内手术器械的包装，应使用无颗粒物及纤维絮脱落的包装材料，如医用无纺布、纸塑袋、特卫强包装袋、专用灭菌容器等。

5.8 灭菌

5.8.1 灭菌操作技术和方法应严格遵守灭菌器生产厂家的使用和操作规程，并符合 WS 310 的规定。

5.8.2 根据器械材质选择正确的灭菌方式，耐热耐湿的器械首选压力蒸汽灭菌；带管腔的器械不应使用下排式压力蒸汽灭菌器进行灭菌。

5.8.3 使用低温灭菌方法时，应选择眼科器械厂商和灭菌器厂商已验证的对眼科器械有效的灭菌方法及灭菌程序。

5.8.4 不应使用戊二醛等化学消毒剂浸泡法对眼内手术器械进行灭菌。

5.8.5 小型压力蒸汽灭菌器的快速灭菌程序不应作为常规灭菌方法。

5.9 注意事项

5.9.1 使用碱性清洗剂清洗时，根据说明书要求做好浓度配比、pH 监测，并在完成清洗后立即使用中和剂中和酸碱度。可每批次使用 pH 试纸抽查带内腔的器械，pH 测试数值应与最后漂洗水的 pH 一致。

5.9.2 超声乳化手柄、注吸器、笛针等禁止超声清洗。

5.9.3 接触过硅油的器械，应与其他器械分开放置并单独处理，转运时应做好标识。

附录 A

外来医疗器械
首次接收测试

A.1 操作原则

A.1.1 首次接收应确认供应商及其提供的外来医疗器械及植入物均已获得医院相关职能部门审核许可。

A.1.2 首次接收测试应在该院第一次开展此类器械的手术之前完成。

A.1.3 核查外来医疗器械及植入物的使用说明书，并依据器械配置清单接收清点器械。

A.1.4 评估 CSSD 是否具备器械清洗消毒及灭菌的条件和能力，依据器械说明书制订操作流程。

A.1.5 根据说明书的灭菌参数对外来医疗器械及植入物进行灭菌参数有效性测试及湿包检查。

A.1.6 测试合格后，根据测试方法和结果完善操作流程并执行，资料存档。

A.1.7 对首次接收的外来医疗器械及植入物，器械厂商应对相关人员进行培训。

A.2 操作方法

A.2.1 首次接收外来医疗器械及植入物，应根据医院相关部门提供的供应商及外来医疗器械与植入物准入清单进行确认。

A.2.2 检查器械厂商提供的产品说明书与器械是否匹配，说明书是否符合 YY/T 0802《医疗器械的处理　医疗器械制造商提供的信息》的要求。

A.2.3 评估 CSSD 是否具备对该器械清洗消毒及灭菌的条件和能力。

A.2.4 应在 CSSD 去污区相对独立的区域接收，操作人员规范着装，做好个人防护。

A.2.5 物品准备齐全，包括清洗筐、标识牌和密纹筐等。

A.2.6 根据器械配置清单清点核查器械、植入物及动力工具的名称、数量和规格。

A.2.7 检查器械及盛装容器的清洁度，有污渍及时与器械供应商沟通。

A.2.8 检查器械的功能完好性，检查器械是否完整，有无压痕、凹陷，切削刃、螺钉、螺纹有无磨损缺失，运动部件、棘轮应检查灵活性等，若有器械损坏应与器械供应商沟通并更换。

A.2.9 根据说明书制订操作流程和测试方案，对外来医疗器械及植入物清洗消毒并确认效果；对外来医疗器械进行灭菌参数有效性测试及湿包检查并确认结果。

A.2.10 记录测试合格的实际参数，作为该器械及植入物常规清洗消毒灭菌的执行规程，并将资料存档。

A.3 灭菌有效性测试

灭菌有效性测试包括物理监测、化学监测、生物监测和湿包检查。

A.3.1 物理监测

A.3.1.1 灭菌器连续监测并记录灭菌时的温度、压力和时间等灭菌参数。灭菌过程中和灭菌结束后分别观察灭菌物理参数是否达到灭菌程序设置的要求。

A.3.1.2 使用温度压力检测仪进行温度、压力和灭菌维持时间等参数的检测。

A.3.1.2.1 应遵循温度压力检测仪厂商说明书的指引进行操作及结果判定，并定期进行校验。

A.3.1.2.2 根据外来医疗器械的结构、材质、重量及无菌屏障系统评估确定最难灭菌的灭菌包、灭菌包内最难灭菌部位及最难灭菌器械，将温度和压力探头放置于最难灭菌部位。

A.3.1.2.3 检测时宜采用多个温度和压力探头进行布点，在器械较难灭菌的多个部位放置检测探头。

A.3.1.2.4 灭菌结束后进行结果判断，确认是否符合说明书的灭菌参数要求。

A.3.2 化学监测

A3.2.1 第 5 类化学指示物和生物指示物放置在最难灭菌的部位（①灭菌器内最难灭菌的位置；②灭菌包内最难灭菌的位置；③器械最难灭菌的部位），或使用相应的 PCD。

A.3.2.2 化学指示物应放置在器械盛装容器的对角线顶点处，分层托盘应每层放置，且每层对角位置互为交叉。使用特定灭菌程序灭菌时应使用相应的化学指示物进行监测，按照灭菌物品的种类可选择具有代表性的 PCD 进行灭菌效果的监测。

A.3.2.3 灭菌结束后观察包外和包内化学指示物变色是否合格；观察化学 PCD 监测是否合格。

A.3.3 生物监测

A.3.3.1 生物指示物应在灭菌包内最难灭菌的位置，分层托盘至少每层放置一个生物指示物。

A.3.3.2 灭菌结束后从灭菌包内取出生物指示物，监测后确认结果合格。

A.3.4 湿包检查

灭菌后，冷却时间不少于30min，肉眼观察包外是否存在潮湿或可见的水珠等现象；打开灭菌包，观察包内是否存在潮湿、水珠等现象。也可用称重法对比灭菌包灭菌前后的重量变化，判断有无湿包。湿包的判定方法具体参照第二十二篇4.4.4.1.3的要求进行。

A.4 注意事项

A.4.1 首次接收时应要求厂商提供外来医疗器械及植入物的说明书或指导手册并存档。

A.4.2 首次接收测试时应要求厂商提供该术式完整的全套器械。

A.4.3 遵循外来医疗器械及植入物说明书的清洗、消毒、包装、灭菌方法和参数进行有效性测试，当测试结果不符合要求时，应根据实际情况调整参数直至测试合格。

A.5 记录表单（附表A-1）

附表 A-1 外来医疗器械首次接收测试记录表

日期： 年 月 日			器械名称：			植入物			动力工具	
盒数										
件数										
重量/kg										
清洗消毒	器械	手工□	清洗剂浓度：			消毒剂浓度：				
		机械□	清洗记录：详见 号锅 次			清洗程序：				
			主洗温度时间：			消毒温度时间：				
	植入物	手工□	清洗剂浓度			消毒剂浓度：				
		机械□	清洗记录：详见 号锅 次			清洗程序：				
			主洗温度时间：			消毒温度时间：				
	动力工具	手工□	清洗剂浓度			消毒剂浓度：				
		机械□	清洗记录：详见 号锅 次			清洗程序：				
			主洗温度时间：			消毒温度时间：				

续表

包装	器械	材料及规格	棉布□	无纺布□	纸塑袋□	特卫强袋□ （ cm * cm ）	
		化学指示物	位置：对角线□	中心□	数量：每层□	整盒□	
		生物指示物	位置：对角线□	中心□	数量：每层□	整盒□	
		温压探头位置					
	植入物	材料及规格	棉布□	无纺布□	纸塑袋□	特卫强袋□ （ cm * cm ）	
		化学指示物	位置：对角线□	中心□	数量：每层□	整盒□	
		生物指示物	位置：对角线□	中心□	数量：每层□	整盒□	
		温压探头位置					
	动力工具	材料及规格	棉布□	无纺布□	纸塑袋□	特卫强袋□ （ cm * cm ）	
		化学指示物	位置：对角线□	中心□	数量：每层□	整盒□	
		生物指示物	位置：对角线□	中心□	数量：每层□	整盒□	
		温压探头位置					
灭菌	器械	压力蒸汽灭菌□ 环氧乙烷灭菌□ 低温等离子灭菌□	记录详见 号锅 次				
		程序参数：灭菌温度 ℃；灭菌时间 min；干燥时间 min					
		包内化学指示物：(指示物粘贴处)					
		包内生物指示物：(指示物粘贴处)					

续表

		压力蒸汽灭菌 □ 环氧乙烷灭菌 □ 低温等离子灭菌 □	记录详见	号锅	次
灭菌	植入物	程序参数:灭菌温度 ℃;灭菌时间 min;干燥时间 min			
		包内化学指示物:(指示物粘贴处)			
		包内生物指示物:(指示物粘贴处)			
	动力工具	压力蒸汽灭菌 □ 环氧乙烷灭菌 □ 低温等离子灭菌 □	记录详见	号锅	次
		程序参数:灭菌温度 ℃;灭菌时间 min;干燥时间 min			
		包内化学指示物:(指示物粘贴处)			
		包内生物指示物:(指示物粘贴处)			

最终测试结果:通过 □ 未通过 □ 未测试 □

检测未通过原因分析:

改进措施及结果:

测试者签名: 复核者签名: 科室负责人:

软式内镜现场预处理

B.1 操作原则

B.1.1 使用后预处理应在软式内镜使用完毕后在诊疗现场即刻完成。

B.1.2 应遵循软式内镜厂家说明书进行使用后预处理。

B.1.3 应对软式内镜的所有管道进行预处理。

B.1.4 清洗液的配制和使用应遵循清洗剂使用说明书。

B.1.5 擦拭软式内镜表面的纱布或湿巾应一次性使用。

B.2 操作方法

B.2.1 使用后预处理应在软式内镜诊疗结束后在现场即刻完成。

B.2.2 操作人员规范着装，戴帽子、口罩、手套和护目镜，穿防水围裙和专用鞋，做好个人防护。

B.2.3 物品准备齐全，包括床旁使用后预处理用清洗液、专用容器（桶/碗/杯）、送气/送水管道清洗接头、副送水管（如需要）、先端保护套、防水帽、纱布（或湿巾）、60mL 一次性注射器、利器盒、尺寸大小适宜的转运容器或转运车等。

B.2.4 诊疗结束后，立即进行使用后预处理。在与光源和视频处理器拆离之前，用含有清洗剂的湿巾或湿纱布由上至下擦拭软式内镜的插入部及先端部，从操作部的保护套部向先端部擦拭，去除表面污物如黏液、血液等。

B.2.5 检查软式内镜镜身、先端部等处的完整性，如是否有咬痕或其他损伤。

B.2.6 吸引清洗液。将软式内镜插入部浸入清洗液，按下吸引按钮，吸引清洗液 150 ~ 200mL，直至吸引管内液体清澈。

B.2.7　更换专用吸引按钮，将软式内镜先端部从清洗液中取出，反复送气 / 送水至少 10s，按压吸引按钮吸净管道内液体后拔下软式内镜上的送气 / 送水按钮。

B.2.8　按照使用说明书关闭主机电源，分离注气 / 注水瓶接头，拔除吸引管，将软式内镜拆离光源和视频处理器后，盖上内镜防水帽，防止清洗消毒时进水而引起短路。

B.2.9　将可重复使用的软式内镜及附件与一次性使用的诊疗物品分开，将软式内镜连同送气 / 送水按钮、吸引按钮等附件一起放入污染运送装载容器中，密闭并及时转运。

B.3　注意事项

B.3.1　进行现场使用后预处理时，应确认软式内镜的先端部处于自然位；对于带有软硬度调节功能的软式内镜，应检查软硬度调节功能，将先端部设为最软状态。

B.3.2　对于带副送水功能的内镜，要检查副送水管是否有碎屑、裂缝、划痕和其他损坏，同时也要注意检查副送水管功能。

B.3.3　擦拭清洗内镜先端部时，应小心握持先端部，用力紧握、过度弯曲均会导致先端部橡皮损坏。

B.3.4　应使用干燥的防水帽。使用防水帽前，应检查电气接头，确认防水帽内壁完全干燥并且没有碎屑附着。

B.3.5　从软式内镜的电气接头上取下电子内镜电缆前，应遵循厂家说明书操作要求确认图像处理装置已关闭，以免导致设备及电荷耦合器件（charge coupled device，CCD）损坏。

B.3.6 从光源上取下光导接头时，光导部分温度极高，不可触摸。

B.3.7 转运容器应密闭、防漏、标识清楚，软式内镜放置到转运容器中时要轻拿轻放，切勿打折，盘曲直径需要大于40cm，以避免不当叠压损坏镜身。

附录 C

附录 C

常用灭菌方式的生物监测方法

| 附录 C | **常用灭菌方式的生物监测方法**

C.1 压力蒸汽灭菌器的生物监测方法

C.1.1 标准生物测试包的制作方法　按照 WS/T 367 的规定，将嗜热脂肪杆菌芽孢生物指示物置于标准测试包的中心部位，生物指示物应符合国家相关管理要求。标准监测包由 16 条 41cm×66cm 的全棉手术巾制成，即每条手术巾的长边先折成 3 层，短边折成 2 层，然后叠放，制成 23cm×23cm×15cm、1.5kg 的标准测试包。

C.1.2 监测方法　按照 WS/T 367 的规定，使用标准生物测试包或生物 PCD（含一次性标准生物测试包），对满载灭菌器的灭菌质量进行生物监测。将标准生物测试包或生物 PCD 置于灭菌器排气口的上方或生产厂家建议的灭菌器内最难灭菌的部位，经过一个灭菌周期后，自含式生物指示物遵循产品说明书进行培养；如使用芽孢菌片，应在无菌条件下将芽孢菌片接种到含 10mL 溴甲酚紫葡萄糖蛋白胨水培养基的无菌试管中，经（56±2）℃培养 7d，检测时以培养基作为阴性对照（自含式生物指示物不用设阴性对照），以加入芽孢菌片的培养基作为阳性对照；观察培养结果。如果一天内进行多次生物监测，且生物指示物为同一批号，则只须设一次阳性对照。

C.1.3 结果判定　阳性对照组培养阳性，阴性对照组培养阴性，试验组培养阴性，判定为灭菌合格。阳性对照组培养阳性，阴性对照组培养阴性，试验组培养阳性，则灭菌不合格；同时应进一步鉴定试验组阳性的细菌是否为指示菌或污染所致。

C.2 干热灭菌的生物监测方法

C.2.1 标准生物监测管的制作方法　按照 WS/T 367 的规定，将枯草杆菌黑色变种芽孢菌片装入无菌试管内（1 片 / 管），制成标准生物监测管。生物指示物应符合国家相关管理要求。

C.2.2 监测方法　将标准生物监测管置于灭菌器与每层门把手对角线内、外角处，每个位置放置 2 个标准生物监测管，试管帽置于试管旁，关好柜门，经一个灭菌周期后，待温度降至 80℃左右时，加盖试管帽后取出试管。在无菌条件下，每管加入 5mL 胰蛋白胨大豆肉汤培养基（TSB），（36±1）℃培养 48h，观察初步结果，无菌生长管继续培养至第 7 日。检测时以培养基作为阴性对照，以加入芽孢菌片的培养基作为阳性对照。

C.2.3 结果判定　阳性对照组培养阳性，阴性对照组培养阴性，若每个监测管的肉汤培养基均澄清，判为灭菌合格；若阳性对照组培养阳性，阴性对照组培养阴性，只要有一个监测管的肉汤培养基混浊，判为不合格；对难以判定的测试管肉汤培养结果，取 0.1mL 肉汤培养物接种于营养琼脂平板，用灭菌 L 棒或接种环涂匀，（36±1）℃培养 48h，观察菌落形态，并做涂片染色镜检，判断是否有指示菌生长。若有指示菌生长，判为灭菌不合格；若无指示菌生长，判为灭菌合格。

C.3 环氧乙烷灭菌的生物监测方法

C.3.1 常规生物测试包的制备　取一个 20mL 无菌注射器，去掉针头，拔出针栓，将枯草杆菌黑色变种芽孢生物指示物放入针筒内，带孔的塑料帽应朝向针头处，再将注射器的针栓插回针筒（注意不要碰及生物指示物），之后用一条全棉小毛巾包裹两层，置于纸塑包装袋中，封装。生物指示物应符合国家相关管理要求。

C.3.2 监测方法　将常规生物测试包置于灭菌器最难灭菌的部位（所有装载灭菌包的中心部位）。灭菌周期完成应立即将生物测试包从被灭菌物品中取出。自含式生物指示物遵循产品说明书进行培养；如使用芽孢菌片的，应在无菌条件下将芽孢菌片接种到含 5mL 胰蛋白胨大豆肉汤培养基（TSB）的无菌试管中，（36±1）℃培养 48h，观察初步结果，无菌生长管继续培养至第 7 日。检测时以培养基作为阴性对照（自含式生物指示物不用设阴性对照），以加入芽孢菌片的培养基作为阳性对照。

C.3.3 结果判定　阳性对照组培养阳性，阴性对照组培养阴性，试验组培养阴性，判定为灭菌合格。阳性对照组培养阳性，阴性对照组培养阴性，试验组培养阳性，则灭菌不合格；同时应进一步鉴定试验组阳性的细菌是否为指示菌或污染所致。

C.4 过氧化氢气体等离子体低温灭菌的生物监测方法

C.4.1 管腔生物 PCD 或非管腔生物测试包的制作　采用嗜热脂肪杆菌芽孢生物指示物制作管腔生物 PCD 或非管腔生物测试包；生物指示物的载体应对过氧化氢无吸附作用，每一载体上的菌量应达到 1×10^6 CFU，所用芽孢对过氧化氢气体的抗力应稳定并鉴定合格；所用产品应符合国家相关管理要求。

C.4.2 管腔生物 PCD 的监测方法　灭菌管腔器械时，遵循 GB 27955 的要求使用生物 PCD 进行监测，可使用管腔生物 PCD 或等同于管腔生物 PCD 的灭菌挑战装置，将生物 PCD 放置于灭菌器内最难灭菌的部位（按照生产厂家说明书建议，远离过氧化氢注入口，如灭菌舱下层器械搁架的后方）。灭菌周期完成后立即将生物 PCD 从灭菌器中取出，生物指示物应放置（56±2）℃培养 7d（或遵循产品说明书），观察培养结果。并设阳性对照和阴性对照（自含式生物指示物不用设阴性对照）。

C.4.3 非管腔生物测试包的监测方法　灭菌非管腔器械时，应使用非管腔生物测试包进行监测，应将生物指示物置于特卫强材料的包装袋内，密封式包装后（或遵循产品说明书），放置于灭菌器内最难灭菌的部位（按照生产厂家说明书建议，远离过氧化氢注入口，如灭菌舱下层器械搁架的后方）。灭菌周期完成后立即将非管腔生物测试包从灭菌器中取出，生物指示物应放置（56±2）℃培养 7d（或遵循产品说明书），观察培养结果。并设阳性对照和阴性对照（自含式生物指示物不用设阴性对照）。

C.4.4 结果判定　阳性对照组培养阳性，阴性对照组培养阴性，试验组培养阴性，判定为灭菌合格。阳性对照组培养阳性，阴性对照组培养阴性，试验组培养阳性，判定为灭菌失败；同时应进一步鉴定试验组阳性的细菌是否为指示菌或污染所致。

C.5 低温蒸汽甲醛灭菌的生物监测方法

C.5.1 管腔生物 PCD 或非管腔生物测试包的制作　采用嗜热脂肪杆菌芽孢生物指示物制作管腔生物 PCD 或非管腔生物测试包；所用芽孢对甲醛的抗力应稳定并鉴定合格；所用产品应符合国家相关管理要求。

C.5.2 管腔生物 PCD 的监测方法　灭菌管腔器械时，可使用管腔生物 PCD 进行监测。应将管腔生物 PCD 放置于灭菌器内最难灭菌的部位（按照生产厂家说明书建议，远离甲醛注入口）。灭菌周期完成后立即将管腔生物 PCD 从灭菌器中取出，生物指示物应放置（56±2）℃培养 7d（或遵循产品说明书），观察培养结果。并设阳性对照和阴性对照（自含式生物指示物不用设阴性对照）。

C.5.3 非管腔生物测试包的监测方法　灭菌非管腔器械时，应使用非管腔生物测试包进行监测，应将生物指示物置于纸塑包装袋内，密封式包装后，放置于灭菌器内最难灭菌的部位（按照生产厂家说明书建议，远离甲醛注入口）。灭菌周期完成后立即将非管腔生物测试包从灭菌器中取出，生物指示物应放置（56±2）℃培养 7d（或遵循产品说明书），观察培养结果。并设阳性对照和阴性对照（自含式生物指示物不用设阴性对照）。

C.5.4 结果判定　阳性对照组培养阳性，阴性对照组培养阴性，试验组培养阴性，判定为灭菌合格。阳性对照组培养阳性，阴性对照组培养阴性，试验组培养阳性，判定为灭菌失败；同时应进一步鉴定试验组阳性的细菌是否为指示菌或污染所致。

规范性引用文件

[1] 中华人民共和国国家卫生和计划生育委员会.医院消毒供应中心 第 1 部分：管理规范：WS 310.1—2016[S].北京：中国标准出版社，2016.

[2] 中华人民共和国国家卫生和计划生育委员会.医院消毒供应中心 第 2 部分：清洗消毒及灭菌技术操作规范：WS 310.2—2016[S].北京：中国标准出版社，2016.

[3] 中华人民共和国国家卫生和计划生育委员会.医院消毒供应中心 第 3 部分：清洗消毒及灭菌效果监测标准：WS 310.3—2016[S].北京：中国标准出版社，2016.

[4] 中华人民共和国国家卫生和计划生育委员会.口腔器械消毒灭菌技术操作规范：WS 506—2016[S].2016.

[5] 中华人民共和国国家卫生和计划生育委员会.软式内镜清洗消毒技术规范：WS 507—2016[S].2016.

[6] 中华人民共和国卫生部.医疗机构消毒技术规范：WS/T 367—2012[S].2012.

[7] 中华人民共和国卫生部.医院空气净化管理规范：WS/T 368—2012[S].2012.

[8] 中华人民共和国国家卫生和计划生育委员会.消毒专业名词术语：WS/T 466—2014[S].2014.

[9] 中华人民共和国国家卫生健康委员会.医院感染预防与控制评价规范：WS/T 592—2018[S].2018.

[10] 中华人民共和国国家卫生健康委员会.医用低温蒸汽甲醛灭菌器卫生要求：WS/T 649—2019 [S].2019.

[11] 中华人民共和国国家卫生健康委员会.医疗器械安全管理：WS/T 654—2019[S].2019.

[12] 国家药品监督管理局.大型压力蒸汽灭菌器技术要求：GB 8599—2023[S].2023.

[13] 全国消毒技术与设备标准化技术委员会.医疗保健产品灭菌 化学指示物 第 3 部分：用于 BD 类蒸汽渗透测试的二类指示物系统：GB 18282.3—2009[S].2009.

[14] 中华人民共和国国家卫生健康委员会.酸性电解水生成器卫生要求：GB 28234—2020[S].2020.

[15] 中华人民共和国卫生部.医院消毒卫生标准：GB 15982—2012[S].2012.

[16] 中华人民共和国住房和城乡建设部，中华人民共和国国家质量监督检验检疫总局.医用气体工程技术规范：GB 50751—2012[S].北京：中国计划出版社，2012.

[17] 中华人民共和国住房和城乡建设部，中华人民共和国国家质量监督检验检疫总局.综合医院建筑设计规范：GB 51039—2014[S].北京：中国计划出版社，2014.

[18] 中华人民共和国国家卫生和计划生育委员会.内镜自动清洗消毒机卫生要求：GB 30689—2014[S].2014.

[19] 全国消毒技术与设备标准化技术委员会.医疗保健产品灭菌 生物指示物 第 2 部分：环氧乙烷灭菌用生物指示物：GB 18281.2—2015[S].北京：中国标准出版社，2015.

[20] 全国医用消毒技术与设备标准化技术委员会.医疗保健产品灭菌 生物指示物 第 3 部分：湿热灭菌用生物指示物：GB 18281.3—2015[S].2015.

[21] 全国消毒技术与设备标准化技术委员会 . 医疗保健产品灭菌 生物指示物 第 5 部分：低温蒸汽甲醛灭菌用生物指示物：GB 18281.5—2015 [S]. 2015.

[22] 中华人民共和国国家卫生健康委员会 . 过氧化氢气体等离子体低温灭菌器卫生要求：GB 27955—2020[S].2020.

[23] 全国钢标准化技术委员会 . 流体输送用不锈钢无缝钢管：GB/T 14976—2012 [S]. 2012.

[24] 中华人民共和国国家卫生和计划生育委员会 . 小型压力蒸汽灭菌器灭菌效果监测方法和评价要求：GB/T 30690—2014[S].2014.

[25] 全国消毒技术与设备标准化技术委员会 . 最终灭菌医疗器械包装 第 1 部分：材料、无菌屏障系统和包装系统的要求：GB/T 19633.1—2015[S].2015.

[26] 全国消毒技术与设备标准化技术委员会 . 最终灭菌医疗器械包装 第 2 部分：成形、密封和装配过程的确认要求：GB/T 19633.2—2015[S].2015.

[27] 全国消毒技术与设备标准化技术委员会 . 过氧化氢低温等离子体灭菌器：GB/T 32309—2015[S].2015.

[28] 全国消毒技术与设备标准化技术委员会 . 内镜清洗消毒器：GB/T 35267—2017[S].2017.

[29] 全国暖通空调及净化设备标准化技术委员会 . 空气过滤器：GB/T 14295—2019[S].2019.

[30] 全国个体防护装备标准化技术委员会 . 眼面部防护 应急喷淋和洗眼设备 第 1 部分：技术要求：GB/T 38144.1—2019[S].2019.

[31] 全国个体防护装备标准化技术委员会 . 眼面部防护 应急喷淋和洗眼设备 第 2 部分：使用指南：GB/T 38144.2—2019[S].2019.

[32] 中华人民共和国国家卫生健康委员会 . 工作场所有害因素职业接触限值 第 1 部分：化学有害因素：GB/Z 2.1—2019[S].2019.

[33] 中国医学装备协会.医院洁净手术部运行维护与管理规范：T/CAME 2—2019[S].2019.

[34] 中华护理学会.医疗器械清洗技术操作：T/CNAS 09—2019[S].2019.

[35] 国家环境保护总局，卫生部.医疗废物专用包装袋、容器和警示标志标准：HJ 421—2008[S]. 2008.

[36] 全国消毒技术与设备标准化技术委员会.内镜清洗工作站：YY 0992—2016[S]. 2016.

[37] 全国消毒技术与设备标准化技术委员会.热空气型干热灭菌器：YY 1275—2016[S]. 2016.

[38] 全国消毒技术与设备标准化技术委员会.环氧乙烷灭菌器：YY 0503—2023[S]. 2023.

[39] 国家食品药品监督管理局.最终灭菌医疗器械包装材料 第2部分：灭菌包裹材料要求和试验方法：YY/T0698.2—2009[S].2009.

[40] 国家食品药品监督管理局.最终灭菌医疗器械包装材料 第3部分：纸袋(YY/T 0698.4 所规定)、组合袋和卷材(YY/T 0698.5 所规定)生产用纸 要求和试验方法：YY/T 0698.3—2009 [S]. 2009.

[41] 国家食品药品监督管理局.最终灭菌医疗器械包装材料 第4部分：纸袋 要求和试验方法：YY/T 0698.4—2009[S].2009.

[42] 国家食品药品监督管理局.最终灭菌医疗器械包装材料 第5部分：透气材料与塑料膜组成的可密封组合袋和卷材 要求和试验方法：YY/T 0698.5—2009[S].2009.

[43] 国家食品药品监督管理局.最终灭菌医疗器械包装材料 第8部分：蒸汽灭菌器用重复性使用灭菌容器 要求和试验方法：YY/T0698.8—2009[S]. 2009.

[44] 国家食品药品监督管理局.最终灭菌医疗器械包装材料 第9部分：可密封组合袋、卷材和盖材生产用无涂胶聚烯烃非织造布材料 要求和试验方法：YY/T0698.9—2009[S].2009.

[45] 全国消毒技术与设备标准化技术委员会.小型压力蒸汽灭菌器：YY/T 0646—2022[S].2022.

[46] 全国消毒技术与设备标准化技术委员会.医用低温蒸汽甲醛灭菌器：YY/T 0679—2016[S].2016.

[47] 全国消毒技术与设备标准化技术委员会.清洗消毒器 超声清洗的要求和试验：YY/T 1309—2016[S].2016.

[48] 全国医疗器械质量管理和通用要求标准化技术委员会.医疗器械风险管理对医疗器械的应用：YY/T 0316—2016[S].2016.

[49] 全国消毒技术与设备标准化技术委员会.环氧乙烷灭菌安全性和有效性的基础保障要求：YY/T 1544—2017[S].2017.

[50] 全国消毒技术与设备标准化技术委员会.清洗消毒器 第 1 部分：通用要求和试验：YY/T 0734.1—2018[S].2018.

[51] 全国消毒技术与设备标准化技术委员会.医疗保健产品灭菌 生物指示物 第 1 部分：通则：GB 18281.1—2015[S].2015.

[52] 全国消毒技术与设备标准化技术委员会.医疗保健产品灭菌 化学指示物 第 1 部分：通则：GB 18282.1—2015[S].2015.

[53] 国家药品监督管理局.医疗器械的处理 医疗器械制造商提供的信息：YY/T 0802—2020[S].2020.

[54] Association for the Advancement of Medical Instrumentation. Comprehensive guide to steam sterilization and sterility assurance in health care facilities[S].[2024-9-1].https://array.aami.org/doi/book/10.2345/9781570208027.

86